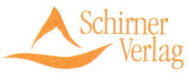

RADE MARIC

Heilen
mit der KRAFT der SCHÖPFUNG

Einblicke in
meine spirituelle
Entwicklung
und Arbeit

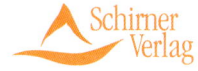

Die Ratschläge in diesem Buch sind sorgfältig erwogen und geprüft. Sie bieten jedoch keinen Ersatz für kompetenten medizinischen Rat, sondern dienen der Begleitung und der Anregung der Selbstheilungskräfte. Alle Angaben in diesem Buch erfolgen daher ohne Gewährleistung oder Garantie seitens des Autors oder des Verlages. Eine Haftung des Autors bzw. des Verlages und seiner Beauftragten für Personen-, Sach- und Vermögensschäden ist ausgeschlossen.

Der Einfachheit halber verwende ich in diesem Buch durchgehend die Worte »Heiler/Heilen« und »Heilung/Heilerfolg«. Der Hintergrund von dieser Heilung ist immer, dass ich als Heiler Blockaden löse, Energien einbringe etc., was dazu führt, dass der Körper und das Energiesystem der Klienten sich selbst heilt, also selbstständig die gesunde Balance wiederherstellen kann.

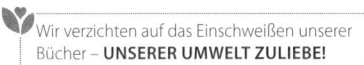

Wir verzichten auf das Einschweißen unserer Bücher – **UNSERER UMWELT ZULIEBE!**

ISBN 978-3-8434-1411-1

Rade Maric:	Umschlag: Elena Lebsack, Schirner,
Heilen mit der Kraft	unter Verwendung von Fotografien
der Schöpfung	von Robert Stadler, bearbeitet von
Einblicke in meine spirituelle	Melanie Streif
Entwicklung und Arbeit	Layout: Simone Fleck, Schirner
© 2020 Schirner Verlag,	Lektorat: Elke Truckses, Schirner,
Darmstadt	Bastian Rittinghaus, Schirner
	Printed by: Ren Medien GmbH, Germany

www.schirner.com

1. Auflage März 2020

Alle Rechte der Verbreitung, auch durch Funk, Fernsehen und sonstige Kommunikationsmittel, fotomechanische oder vertonte Wiedergabe sowie des auszugsweisen Nachdrucks vorbehalten

Inhalt

Einleitung 9

Wie ich zum Heiler wurde......................... 17

Mein persönlicher Weg 18
So kam die Heilkraft zu mir 24

Meine Methode des Heilens 28

Allgemeines zu meiner Arbeit.. 29
Die Bedeutung des Glaubens 33
   Meine Gespräche mit Gott...42
   Ego oder Entwicklung des Glaubens 46
Wie wirken Heilenergien?... 47

Das Konzept der Wiedergeburt 53

Christentum und Reinkarnation... 54
Reinkarnation und wie man sich daraus lösen kann 61

Von Heilung, Magie und Scharlatanen 64

Heiler und Schamanen 68
Alternative Heilkunst und Parapsychologie 71
   Astrologie 72
Beruf oder Berufung 76
Berufung als Leidenschaft 78

Heil werden auf allen Ebenen 83
Wie Krankheiten entstehen 84
   Wie wirken Blockaden? 84
   Blockaden auflösen 91
Wunden als Geschenke erkennen 96
Körper, Geist und Seele in Einklang bringen.........................101
   Die Befreiung der Seele / Höhlengleichnis von Platon 105
Ursachen für Erkrankungen und Störungen 107
   Beziehungsprobleme...109
   Depression 114
   Burn-out..115
   Probleme mit den Atemwegen..118
   Probleme mit der Schilddrüse 120
   Brustkrebs...121
   Probleme mit den Eierstöcken 122
   Probleme mit den Hoden 124
   Osteoporose 124
   Multiple Sklerose 125
   Probleme im Magen-Darm-Trakt....................................127
   Bandscheibenvorfall 128
   Wie kann Erkrankungen und Störungen
   entgegengewirkt werden?..129
   Vergebung 129
   Glaube 131

Ausblick – Das Zusammenwirken von Geistheilung und Schulmedizin 134
Wie kann eine Zusammenarbeit konkret aussehen? 135
Erfahrungsberichte und Leserbriefe 142
    Mitteilung von Psychotherapeut Dr. Thomas Weis 142
    Heilungsbericht von Fabian W. 143
    Erfahrungsbericht von U. C. 166
    Leserbrief von Hoa N. 168
    Leserbrief von Margit H. 169
    Leserbrief von Mag. pharm. Ingeborg Rehak 170

Nachwort 172

Über den Autor 174
Bildnachweis 175

*Wo das Leben ausweglos verfahren scheint
oder Beschwerden aller Art den Alltag behindern,
wo häufig lange zurückliegende Traumata den
Menschen kontrollieren oder Schmerzen und Leid ihn quälen,
wo die Psyche schwer beladen ist oder der Körper
nicht mehr so mitmacht wie der Geist,
da kann meine Therapiemethode auf sanftem
Weg zu Erlösung und Befreiung verhelfen.*

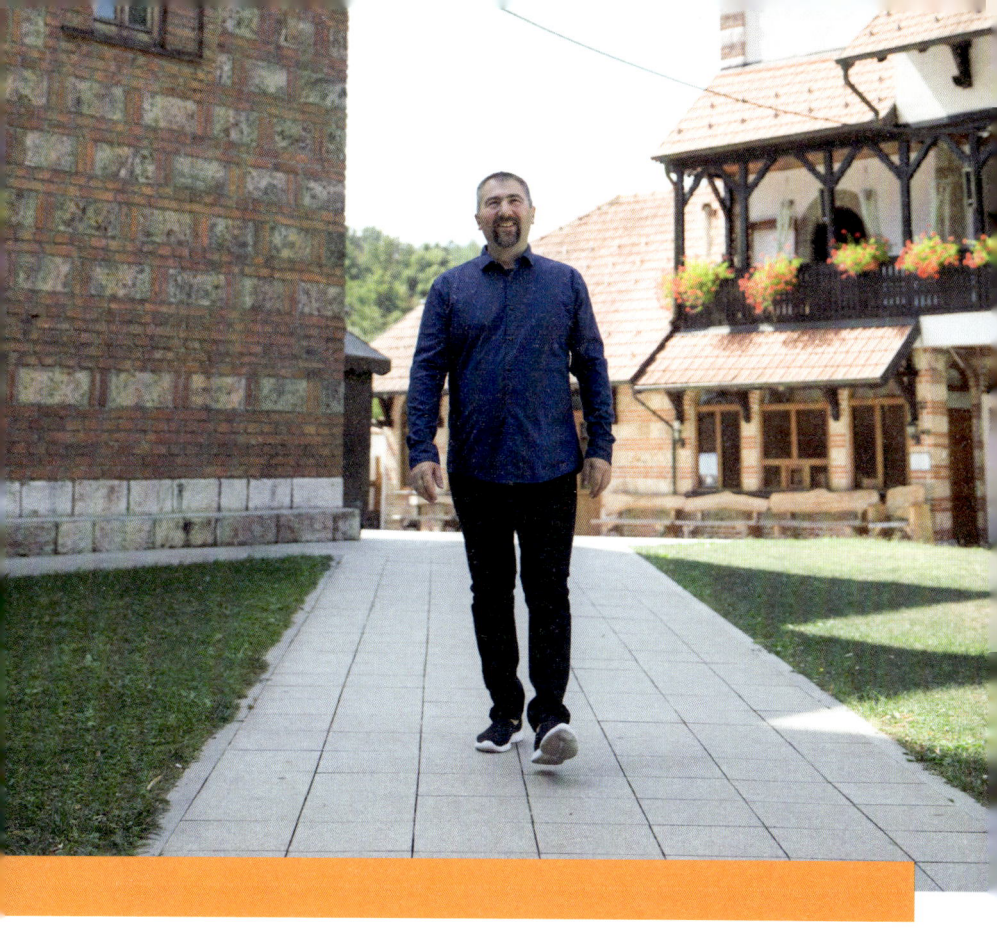

Einleitung

Ich schreibe dieses Buch, weil sehr viele meiner Klienten wissen möchten, warum ich in der Lage bin, so intensive Energiebehandlungen durchzuführen. Sie möchten zudem verstehen, weshalb sie so stark auf die Behandlungen reagieren. Mir ist es sogar bei großen Gruppen möglich, durch die Gebete, die ich spreche, und das Auflegen meiner Hände starke Heilreaktionen zu bewirken. Manchen Menschen macht das Angst, andere meinen, es wäre Magie im Spiel. Oft stellen sie mir auch Fragen zum Ursprung ihres Leidensweges, aber nicht immer habe ich die Zeit, darauf einzugehen. Gerade, wenn ich in großen Gruppen Energieübertragungen mache, haben die Patienten mehr davon, wenn sie die Energie einfach nur wirken lassen. Da die Fragen, die an mich gerichtet werden, oft die gleichen sind, versuche ich, die wichtigsten von ihnen mit diesem Buch zu beantworten.

Bevor ich näher auf meine Behandlungsweise, ihre Wirkung und meinen persönlichen Lebensweg eingehe, möchte ich gern ein paar allgemeine Worte zum Thema Gesundheit vorausschicken. Wie Ihnen vielleicht bekannt ist, haben wir nicht nur einen physischen Körper. Der Mensch, die Tiere und die Pflanzen besitzen auch eine feinstoffliche Ebene, die genauso existent ist wie die physische. Weil aber das Feinstoffliche für viele Menschen nicht sichtbar ist, glauben sie nicht, dass es eine solche Welt gibt. Diese ist jedoch genauso real wie die physisch sichtbare Welt. Genau genommen entspringt alles dem Geistigen. Ich schreibe dies, weil nicht nur spirituelle Menschen zu mir kommen, sondern auch solche, die weder mit Spiritualität noch mit Religion etwas am Hut haben. Manche von ihnen sind sehr krank, schulmedizinisch austherapiert und haben dadurch den Weg zu mir in die Praxis gefunden. Ein hoher Prozentsatz der Krankheiten hat ihren Ursprung im psychischen beziehungsweise emotionalen Bereich. Der Mensch besteht aus Körper, Seele und Geist. Bei allen Formen der Heilung, soll sie erfolgreich sein, muss auch die Seele angesprochen werden. Die Psychosomatik, die in der Schulmedizin noch nicht sehr lange beachtet wird, spielt für den Heilprozess eine große Rolle. Das bedeutet nicht, dass Sie nur Heilung erfahren, wenn Sie daran glauben – schon viele Ungläubige wurden durch die Kraft und das Endergebnis überzeugt. Es geht lediglich darum, dass die emotionalen Wunden, die zur Erkrankung geführt haben, heilen können. Dies gelingt über die Energie, die ich übertrage. Hierfür braucht es keinerlei Worte oder Gesprächstherapie. Der Verstand möchte den Vorgang zwar gern ergründen – jedoch ist das nicht notwendig für den Heilungsprozess.

In der heutigen technikorientierten Welt glauben viele Menschen nur an wissenschaftlich Erklärbares und physisch Sichtbares. Dass es darüber hinaus eine unsichtbare Welt gibt, können sich viele Technikfreaks und Verstandesmenschen nicht vorstellen. Doch dem ist so. Das wussten auch schon unsere europäischen Vorfahren und viele Naturvölker. Wir Menschen besitzen einen Energiekörper beziehungsweise ein Energiefeld, das uns nährt und in dem alle Erfahrungen und Erinnerungen gespeichert sind, die wir je durchlebt haben. Das machen sich z. B. die Anwender der Kinesiologie zunutze. Auch in der Traditionellen Chinesischen Medizin und der Akupunktur, die an Beliebtheit in Europa ebenfalls immer mehr zunehmen, geht man von unsichtbaren Leitbahnen (Energiebahnen) um unseren Körper herum aus. Ich schreibe das nur, damit Sie sehen, dass diese Ansicht nichts Neues, sondern vielmehr etwas Selbstverständliches für uns sein sollte.

Bevor sich eine Krankheit entwickelt, ist sie bereits im Feinstofflichen vorhanden. Natürlich ist dies für die meisten Menschen nicht erkennbar. Für mich schon. Lange bevor eine Krankheit ausbricht, kann man sie schon präventiv behandeln und so für mehr Gesundheit und Lebensqualität sorgen, wenn man diese Hinweise sieht. Wie entstehen die feinstofflichen Vorboten einer Krankheit? Werden Emotionen unterdrückt, verdichten sie sich und werden in den Körperzellen gespeichert. Je nach Gefühl sind unterschiedliche Körperregionen betroffen. Darauf werde ich an späterer Stelle näher eingehen. Viele Menschen nehmen auf ihre eigenen Gefühle, Gedanken und Lebensmuster keine Rücksicht. Oft lässt unser Alltag auch keinen Platz, über sich und die Welt nachzudenken oder seinen Gefühlen freien Lauf zu lassen. So kommt es, dass sich die meisten Menschen erst Gedanken um ihre Gesundheit machen, wenn sich die Erkrankung bereits in der stofflichen Welt, d. h. in den Körperzellen verdichtet hat. Das müsste so nicht sein. Aber wenn jemand unachtsam durch sein Leben geht und die verschiedenen Lebensphasen nicht zum persönlichen Wachstum nutzt, kann dies dazu führen, dass sich toxische Muster bilden, die sich langsam im Körper verdichten und dadurch eine Krankheit entwickeln. Oftmals ist eine Krankheit mit einem Abweichen vom ursprünglichen Seelenplan/Lernplan verbunden. Das mag sich etwas seltsam anhören. Doch ich gehe davon aus, dass wir Seelen auf diese Erde kommen, um zu lernen und uns weiterzuentwickeln.

< Einleitung >

> »Geh du vor«, sagte die Seele zum Körper,
> »auf mich hört er nicht. Vielleicht hört er auf dich.«
> »Ich werde krank werden,
> dann wird er Zeit für dich haben«,
> sagte der Körper zur Seele.
>
> (Ulrich Schaffer, Fotograf und Schriftsteller, *1942)

Wir alle haben einen Grund, weshalb wir diese Inkarnation angetreten sind. Das ist uns natürlich nicht mehr bewusst, doch unsere Talente, unsere Eltern, unsere Mitmenschen und die Umwelt, in der wir leben, führen uns automatisch in unseren Plan. Wenn wir an den Aufgaben, die wir im Leben haben, wachsen und nicht, auch wenn es manchmal einfacher erscheint, vor ihnen davonlaufen, dann folgen wir mit großer Sicherheit unserem Plan beziehungsweise unserer Lebensbestimmung. In der heutigen Zeit erscheint es den meisten Menschen jedoch leichter, vor den Problemen davonzulaufen oder sich mit diversen Verhaltensmustern von ihnen abzulenken. Manch einer stürzt sich in die Arbeit, um die eigenen Probleme nicht so intensiv fühlen zu müssen, andere verlieren sich in Alkohol und Drogen. Die schnelllebige Welt verspricht, den inneren Unfrieden durch Konsum oder spaßige Freizeitgestaltung übertünchen zu können. Nicht zuletzt gibt es auch ein Überangebot an individuellen Seminaren etc., die behaupten, den inneren Frieden, das große Glück wiederherstellen zu können (am besten sofort und über Nacht). Dass dem nicht so ist, merken viele, wenn sie nach etlichen Jahren der Suche mit den gleichen Problemen konfrontiert werden und feststellen, dass sich gar nichts verändert hat. Die Probleme sind geblieben und wurden nur mit neuen Verhaltensmustern überlagert. In Wahrheit ist jeder Mensch innerlich auf der Suche. Doch die meisten können gar nicht so genau definieren, wonach sie suchen. Der innere Unfrieden wird von vielen Menschen durch unterschiedlichste Konsumarten zu kaschieren versucht. Das »große Glück« wird in Geld, Beruf, Statussymbolen oder in anderen materiellen Dingen gesucht. Befriedigend wird dies nie sein, denn die Seele strebt nach innerem Wachstum, das oftmals erst nach oder durch eine Leidensphase entstehen kann. Menschen, die das bereits erkannt haben und nach höheren geistigen Werten streben, durchlaufen zahlreiche Seminare oder Ausbildungen, um sich persönlich weiterzuentwickeln. Prinzipiell ist das auch in Ordnung. Doch seit Jahren beobachte ich, wie diese Menschen ebenfalls auf der Stelle treten. Spirituelle Menschen, die zu mir kommen, bestätigen mir das. Sie laufen von einem »Heiler« zum nächsten, und nichts bewegt sich. Sie suchen nach Lösungen in Seminaren und Ausbildungen und kommen immer an die gleichen Grenzen. Man braucht nur einmal einen Blick in die sozialen Medien zu werfen. Es wird in vielen Kursen und Seminaren vermittelt: Erkenne deine Fähigkeiten, dadurch werden sich die Probleme lösen. Meiner Meinung nach lösen sich die Probleme nicht automatisch durch die Erkenntnis beziehungsweise das Kennen der Ursachen. Es kann zwar den Prozess der Heilung anregen, aber es ändert sich noch nichts. Auch durch die Erkenntnis, warum sich eine Erkrankung gebildet hat, löst sich die Erkrankung noch lange nicht in Luft auf. Es braucht die Energie, die reine göttliche Heilenergie, um den Prozess einzuleiten und die Zellen in Heilung zu bringen. Auch muss der Mensch dazu bereit sein, etwas im Leben zu verändern. In meinen Augen ist es immer die Energie, die das

Leben verändert und unsere positiven Eigenschaften aktiviert. Oftmals handelt es sich nur um eine Egosättigung und kein geistiges Wachstum, was da in den Kursen vermittelt wird. Wirkliches geistiges Wachstum kann nur geschehen, wenn die Energie angehoben wird und tiefe Erkenntnis entsteht, nicht durch reine Theorie.

Hier ein Beispiel, um meine Sicht zu verdeutlichen: Nehmen wir an, ein Mensch wird geboren. Eine Seele hat einen Körper erhalten, um sich auf der Erde entwickeln zu können. Das kleine Kind lernt nicht durch die Erkenntnisse, die es später von Eltern, Erziehern, Lehrern etc. vermittelt bekommt. Es lernt, die Erkenntnisse zu integrieren, sobald die Energie im Körper sich ausdehnt und das Kind aktiver wird. Die reinen Erkenntnisse bringen es nicht weiter. Es ist die Lebensenergie, die das Kind erhält, die es sich entwickeln lässt. Je älter es wird, desto aktiver wird es durch die Energien. Wenn die Energien stärker werden, kann das Kind die Erkenntnisse auch besser umsetzen. Wenn es aber unglücklich ist, wenn die Energien durch das Umfeld gedrosselt werden, weil z. B. zu Hause eine negative Atmosphäre herrscht, wird seine Energie heruntergefahren. Dadurch können sich die eigenen Talente nicht entfalten und die Möglichkeiten und Chancen nicht genutzt werden. Alle positiven Eigenschaften sind bereits in uns, aber wenn die Energien blockiert sind, können sich Talente nicht entfalten. Auch dann nicht, wenn der spätere Mensch erkennt, welche Talente und Fähigkeiten er mit sich trägt. Die reine Erkenntnis hilft ihm da nicht weiter. Die Blockaden müssen gelöst und die ins Stocken geratene Energie muss wieder in Fluss gebracht werden, damit sich etwas ändern kann.

In früheren Zeiten war es kein Thema, wenn ein Mensch sein Leben lang eine Blockade mit sich herumgetragen hat. Hat ein Mensch an seinem Lebensplan vorbeigelebt, kam er im nächsten Leben mit denselben Mustern und Blockaden wieder und durfte das gleiche Spiel wieder spielen – vergleichbar mit dem Sitzenbleiben in der Schule. Momentan scheinen wir allerdings in einem Zeitalter zu leben, in dem die meisten Menschen, die nicht nach Plan leben wollen, dazu gezwungen werden, endlich aufzuwachen. Der Mensch wacht aber in der Regel nur auf, wenn ihn das Leben einmal gründlich durchschüttelt. Das kann in Form von Schicksalsschlägen, Krankheiten, beruflichem Misserfolg oder auch von Beziehungsproblemen sein. Wenn das Problem groß genug geworden ist, fängt der Mensch langsam an, nach dem »Warum« zu fragen. Das ist schon einmal ein Schritt in die richtige Richtung. Da wir alle nicht zum ersten Mal inkarniert sind, ist das Paket, das wir auf dem Rücken tragen, mittlerweile so schwer geworden, dass wir unter der Last fast zusammenzubrechen drohen. Sehen Sie es also als eine Chance an, wenn es Ihnen aktuell nicht ganz so gut geht. Es ist weder Strafe noch Schicksal. Es ist die Chance, an den Aufgaben zu wachsen und gestärkt daraus hervorzugehen. Doch das ist natürlich leichter gesagt als getan. Das Gefühl darf geheilt werden, dann ordnet sich das Leben neu. Die Blockaden lösen sich auf, und das eigene Potenzial kann besser gelebt werden.

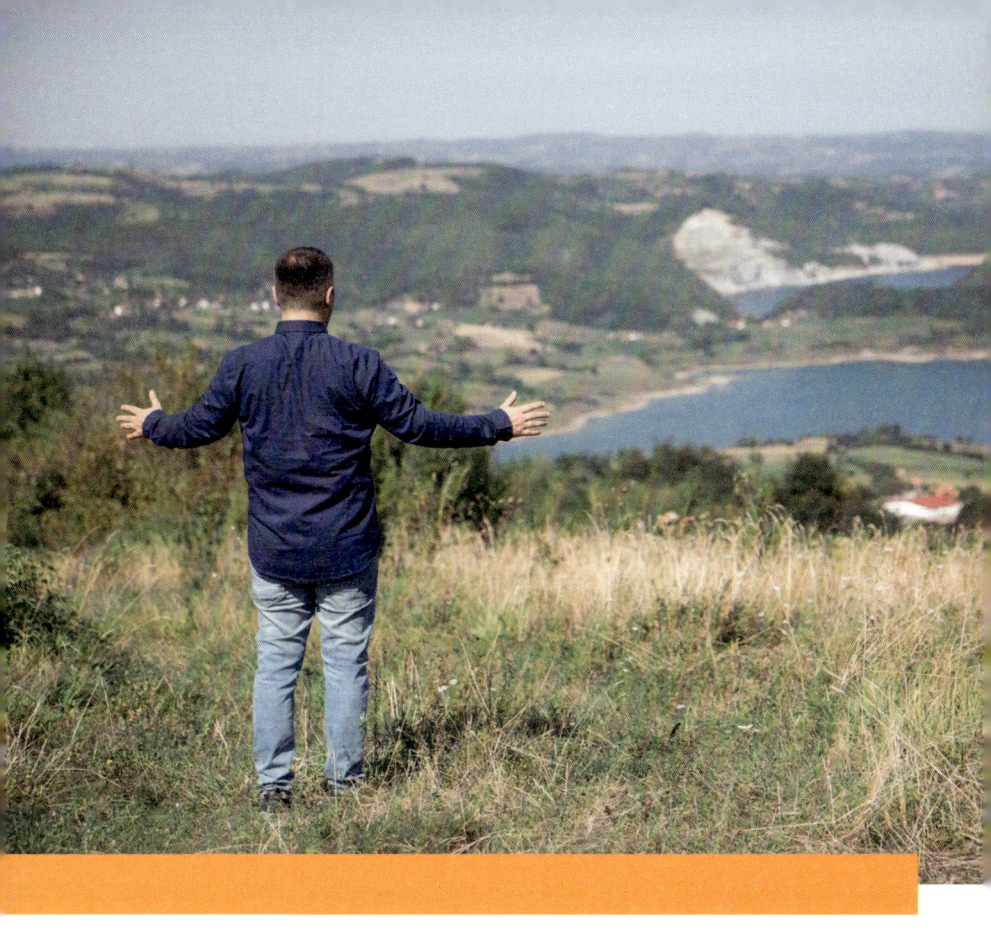

Wie ich zum Heiler wurde

Mein persönlicher Weg

Meine Methode ist unabhängig von anderen Heilweisen zu sehen. Es gab niemanden, der mich diese Methode lehrte. Sie ist nicht aus Lust und Laune heraus entstanden, sondern hat sich durch die Erfahrungen in meinem Leben, die ich als Schicksalsschläge wahrgenommen habe, entwickelt, in Kombination mit meinen angeborenen Talenten von Hellsichtigkeit, Hellfühligkeit und der Begabung, Heilenergie zu übertragen.

Gern möchte ich meinen persönlichen Weg beschreiben, der für mich sehr schwer war. Ich bin in Valjevo im heutigen Serbien (damals Jugoslawien) geboren. Meine Eltern waren Gastarbeiter und lebten in Deutschland. In den ersten Lebensjahren lebte ich abwechselnd bei meinen Großeltern im damaligen Jugoslawien und bei meinen Eltern in der Nähe von Stuttgart. Größtenteils wurde ich jedoch von meiner Oma großgezogen. Als ich 8 Jahre alt war, kam ich eines Tages von der Schule nach Hause. Meine Oma nahm mir noch die Tasche ab, dann bekam sie vor meinen Augen einen Herzinfarkt und starb. Ich sah, wie ihre Seele den Körper verließ und wie leer ein toter Mensch aussieht. Das schockierte mich sehr. Ich wollte davonlaufen, doch meine Beine waren steif. Ich konnte mich nicht vom Fleck bewegen. Als mein Opa später nach Hause kam und ich noch immer gelähmt neben meiner Oma stand, trug er mich weg. Ich konnte mich immer noch nicht bewegen, war stocksteif. Man nennt so eine körperliche Starre Stupor, sie kann nach einem Schockerlebnis auftreten, wenn jemand mit einer Situation überfordert ist.

Nach dem Todesfall passte fortan meine andere Oma auf mich auf. Doch auch ihr ging es nicht gut, sie war hochgradig depressiv und nahm entsprechend starke Medikamente zu sich. Irgendwann ertrug sie diesen Zustand selbst nicht mehr. So kam es, dass sie sich vier Jahre nach dem Tod meiner anderen Oma vor meinen Augen erhängte. Diesen Suizid habe ich genauso wenig verkraftet wie den ersten Todesfall, den ich miterleben musste. Bis ich 15 Jahre alt war, blieb ich noch bei meiner Verwandtschaft in Jugoslawien, um dort die Schule beenden zu können. Nach meinem Schulabschluss holten mich meine Eltern zu sich. So kam ich mit 15 Jahren nach Deutschland und wurde dadurch mit weiteren Konflikten konfrontiert. Ich war plötzlich in einem fremden Land mit einer anderen Kultur, musste die Sprache lernen und war traumatisiert von den Prägungen meiner Kindheit. Meine Eltern waren fremde Menschen für mich, ich hatte keinerlei Bezug zu ihnen, erfuhr wenig Geborgenheit und kaum Verständnis. Ein Muster, das ich bis dahin entwickelt hatte, war: »Jeder Mensch enttäuscht mich.« Durch meine Großeltern, die mich sehr prägten, hatte ich allerdings schon als Kind einen starken Glauben an Gott entwickelt. Meine Großeltern waren sehr fromme Menschen, meinen Großvater hat man gern als Taufpaten eingesetzt, da er seinen Glauben offen zeigte. Das war damals etwas Besonderes, denn die meisten Menschen versteckten ihren Glauben, da Frömmigkeit in einem sozialistisch-kommunistischen Land nicht gern gesehen wurde. Ich wusste immer, dass Gott mich niemals enttäuschen wird. Der Glaube an Gott und das Vertrauen, dass er mich liebt und über mich wacht, wurde immer größer. Leider fühlte ich auch, dass mich viele Menschen deshalb nicht akzeptierten. Selbst meine Mutter konnte mit meinem tiefen Glauben und der für mich sichtbaren Geistigen Welt nichts anfangen. Sie drängte mich dazu, mich mehr auf die sichtbare Welt zu konzentrieren. Ich musste auch noch ein Jahr zur Schule gehen, da in Deutschland eine Schulpflicht von neun Jahren die Regel ist und ich in Jugoslawien nur acht Jahre lang die Schule besucht hatte. So machte ich das Berufsvorbereitungsjahr und wurde ohne Berücksichtigung meiner Stärken und Fähigkeiten in einen handwerklichen Beruf geführt. Schließlich begann ich eine Lehre zum Kfz-Mechaniker. Jedoch waren die Fahrtkosten zum Ausbildungsplatz höher als mein Lehrgeld, und da ich von zu Hause keine finanzielle Unterstützung bekam, musste ich die Ausbildung nach einiger Zeit abbrechen. Danach begann ich eine Lehre zum Stuckateur, was zur damaligen Zeit ein gutes Lehrgeld brachte und mir mein Überleben sicherte.

Als mein Vater einige Jahre später unter bislang ungeklärten Umständen durch einen Verkehrsunfall ums Leben kam, wurden alle Erlebnisse der Kindheit wieder hochgespült. Damals brach für mich eine Welt zusammen – ich war komplett enttäuscht vom Leben. Zwei Tage nach meinem 25. Geburtstag und drei Tage vor meiner Hochzeit starb er. Es war sehr schwer für mich, ich fühlte mich komplett alleingelassen und ging fast jeden Tag in die Kirche, um dort Trost und Halt zu finden. Meine christlichen Prägungen waren so stark, dass ich für sieben Jahre im kirchlichen Sinn fastete, was einen kompletten Verzicht auf Fleisch und tierische Produkte bedeutet, und oft ins Kloster ging. Das Kloster Ostrog in Montenegro ist ein serbisch-orthodoxes Kloster, es liegt sehr versteckt am Abhang des Prekornica-Gebirges. Ursprünglich war es so grau wie der Fels, weshalb es kaum von ihm unterschieden werden konnte. Was gut war, um es vor Brandschatzungen zu beschützen,

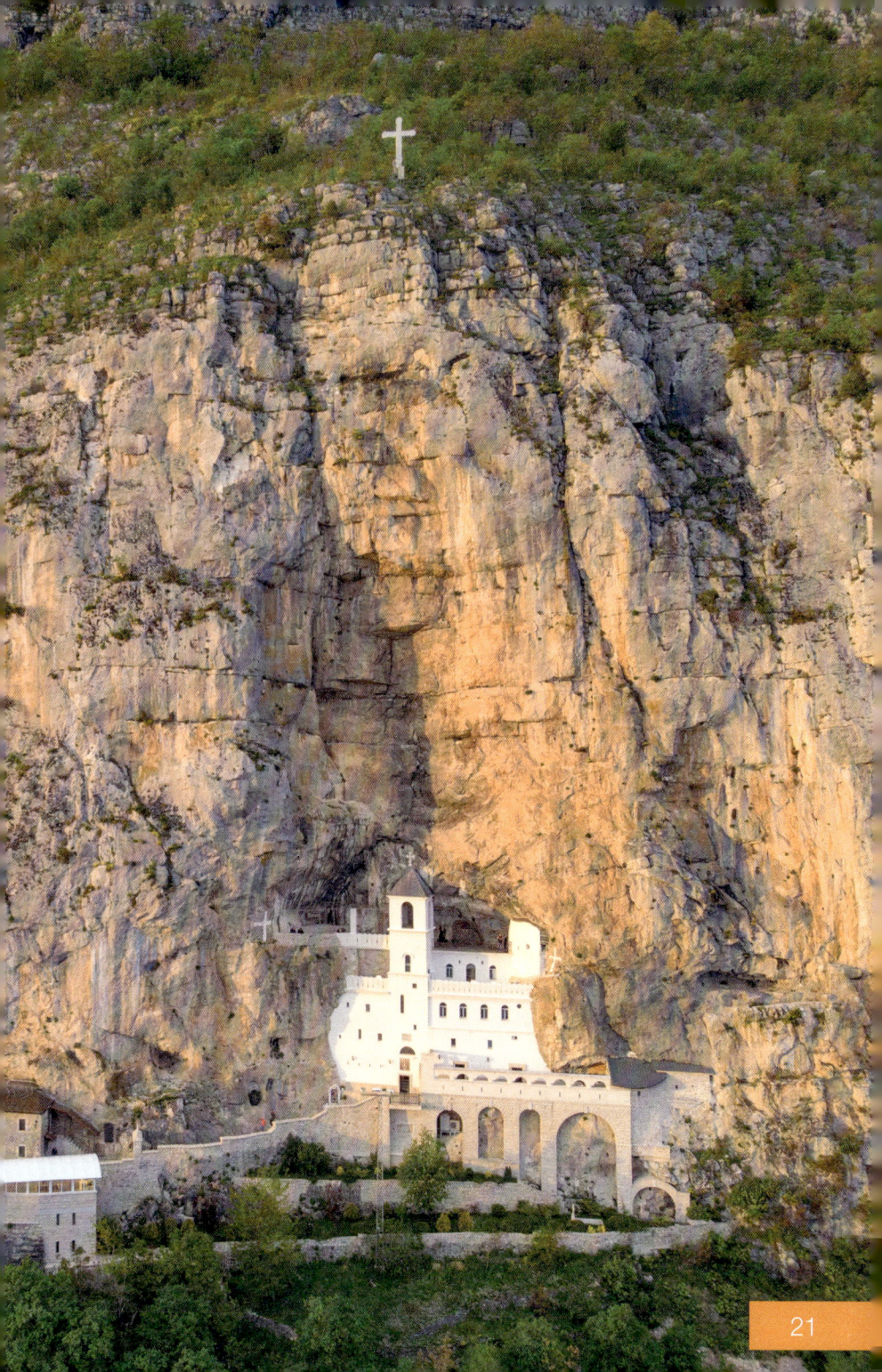

denn damals wurden die christlichen Kirchen häufig angezündet, um die Christen dazu zu bringen, zum Islam überzutreten. Hauptgrund für mich, dorthin zu gehen, war, dass dort der Schrein des Heiligen Vasilija aufbewahrt wird. Das Kloster wurde im Jahr 1665 von Vasilija Jovanovic, dem Bischof von Herzegowina, gegründet. Er wollte es uneinnehmbar machen und baute es mithilfe von 30 anderen Mönchen in zwei Höhlen mitten in den Berg. Für die Bevölkerung war der Erzbischof ein von Gott Gesandter, der sich für die Menschen einsetzte. Das hat mich sehr stark angezogen. Ich fühlte mich mit dem Ort verbunden, vielleicht auch, weil ich dort Verwandtschaft habe.

Jedoch war es für mich gar nicht so einfach, überhaupt nach Montenegro ins Kloster zu kommen. Als ich fast 30 Jahre alt war, musste ich auf das jugoslawische Konsulat in Stuttgart, um meinen Pass zu verlängern. Nun herrschen ja bekanntlich im Gebäude eines Konsulates die Gesetze des entsprechenden Landes. Und da ich mit 15 Jahren nach Deutschland gekommen war und in meinem Heimatland nie Wehrdienst geleistet hatte, hätte man mich festhalten und nach Jugoslawien ausliefern können. Es gab eine Zeit, da hatte ich meinen kompletten Lebenswillen verloren und spielte mit dem Gedanken, mich freiwillig zum Dienst zu melden, in der Hoffnung, auch sterben zu dürfen. Allerdings sah mein Lebensplan damals offenbar anderes für mich vor.

Der Gang zum Konsulat war unumgänglich, denn ohne Pass hätte ich als staatenlos gegolten. In der Nacht, bevor ich zum Konsulat ging, hatte ich einen wegweisenden Traum. Mir erschien der damalige Präsident, der zu mir sagte: »Sag einfach, dass du den Dienst leisten möchtest, aber dass es momentan nicht geht, weil du einen Sohn hast und du dich in finanziellen Schwierigkeiten befindest.« Beides traf auch wirklich auf mich zu. Es war also keine Lüge, aber auf diese Idee wäre ich nie gekommen. Am nächsten Tag ging ich zum Konsulat, mein Pass wurde für weitere 10 Jahre verlängert, ich musste keinen Militärdienst leisten und konnte nach Montenegro ins Kloster reisen, sooft ich wollte.

Von besonderer Bedeutung für mich und meine Arbeit waren die klaren Visionen, die während meiner Zeit im Kloster stark zunahmen. Sie bewirkten, dass ich die Angst vor dem Tod, die ich in meiner Kindheit entwickelt hatte, verlor. Mein tiefer Glaube an Gott, an seine Helfer und daran, dass er immer über mich wacht und nicht nur über mir, sondern auch in mir ist, haben ein Fundament für meine heutige Arbeit gebildet. Wobei ich es weniger als Arbeit, sondern vielmehr als meine Berufung sehe. Die göttliche Kraft kann durch mich nur so stark wirken, weil ich durch all diese Ereignisse eine tiefe Demut entwickelt habe. Eine Demut vor dem Leben. Meine Vergangenheit hat mich als Menschen geschwächt – aber aus mir jemanden gemacht, der Gott ganz nahe und verbunden ist und seine Liebe und Energie besonders intensiv weiterleiten kann.

So kam die Heilkraft zu mir

Während meiner Gebete entstanden Visionen, ich sah oft Engel, die energetisch an mir arbeiteten. Sie zeigten sich mir als ganz schmale Lichtwesen, mit der Silhouette eines Menschen, aber sehr dünn. Wenn sie mich behandelten, erzeugte das ein Geräusch, und ich sah ein sehr helles Licht, von dem ich mich geblendet fühlte. Immer wenn ich mich auf sie konzentrierte und sie unbedingt sehen wollte, verschwanden sie. So betete ich weiter und betrachtete mich irgendwann selbst aus einer Perspektive von außerhalb meines Körpers. Ich konnte mich durch das Gebet in einen tranceähnlichen Zustand bringen, damit ich die Engel weiterhin bei ihrem Tun beobachten konnte. Meine Aufgabe war es dann, mich auf Knopfdruck in diesen Trancezustand zu bringen. Das war auch etwas, was ich für meine Behandlungen lernen musste. Anfänglich war es wichtig, dass ich mich in diesen Trancezustand betete, heute ist es nicht mehr nötig. Die vielen Heilsitzungen haben es mir ermöglicht, dass die Kraft sofort durch mich wirkt, wenn ich mit meinen Behandlungen beginne.

In einer weiteren Erscheinung, die mich beeinflusste und mir Mut für meine Zukunft machte, sah ich meine Urgroßmutter. Allerdings wusste ich zu diesem Zeitpunkt nicht, dass es sich um meine Urgroßmutter handelte – das habe ich erst später verstanden. Sie saß an einem Feuer und spielte mit einem Stock in den Flammen. Ich stellte mich neben sie. Ich war in keiner guten Verfassung, und sie fragte, was mit mir los sei. Ich erzählte es ihr, und sie sprach: »Das wird vorbeigehen.« Sie sagte mir, dass ich alles schaffen und wieder gesund werden würde. Dann drehte sie sich um und deutete mit ihrem Stock seitlich in den Himmel. Da zeigte sich mir ein Film – wie im Kino. Ich sah damals, wie ich jetzt aussehe und wie ich wirklich viele Menschen behandle. Für mich war das alles sehr unwirklich, denn ich dachte zu diesem Zeitpunkt, dass ich nicht mehr lange zu leben hätte. Ich hatte durch die vielen negativen Erlebnisse eine sehr depressive Lebenshaltung eingenommen. Und da sowohl meine Oma als auch mein Vater an schweren Depressionen gelitten hatten und beide damals schon nicht mehr am Leben waren, dachte ich, mich würde ein ähnliches Schicksal ereilen. Ich konnte dieser Frau, die mir zeigte, dass ich wieder gesund werden würde, absolut nicht glauben. Als sie mir meine Zukunft gezeigt hatte, drehte sie sich um und spielte wieder mit dem Stock im Feuer.

Meine Urgroßmutter hatte ich nie kennengelernt. Später einmal war ich mit meinem Großvater auf dem Friedhof, und er zeigte mir den Platz, an dem er irgendwann begraben sein würde. Auf dem Grabstein gegenüber sah ich das Bild einer Frau. Ich habe dieses Grab nur durch Zufall entdeckt, weil ich noch einmal zurückging und buchstäblich darüber stolperte. Es war die Frau aus meiner Vision, und ich erfuhr, dass es die Mutter meines Großvaters war. Von meinem Großvater und meiner Mutter habe ich erst später erfahren, dass meine Urgroßmutter eine sehr spirituelle Frau mit starken Heilkräften gewesen war.

Die größte und stärkste Vision, die ich für meine Zukunft hatte, war gleichzeitig meine letzte. Darin saß ich auf einem Holzschemel mit drei Beinen. Zu mir kam ein junger Mann in weißem Gewand und legte seine Hände auf meinen Kopf. Das Gefühl, das ich dabei empfand, war ähnlich dem, das ich wahrnahm, als die Lichtwesen an mir arbeiteten, allerdings viel intensiver. Für mich war klar, es war Jesus, der durch seine Hände seine Heilkraft auf mich übertrug. Ich habe dies sehr stark gespürt. Es war, als setze er lauter Lichtpunkte in meinen Körper. Seine Berührung hat etwas in mir entzündet, was bis heute noch brennt. Es ist sehr stark, und ich spüre es immer, wenn ich Menschen behandle. Es erzeugt in mir auch ein Geräusch, vergleichbar mit dem Geräusch von alten Fernsehern, wenn man sie ausschaltet.

Jesus sagte damals folgende Worte zu mir:

»So, wie ich es mit dir mache,
tu dies mit allen Menschen,
die zu dir kommen.«

Anfangs konnte ich nicht glauben, was in mir passiert war. Es dauerte einige Tage, bis ich die Kraft, die ich in mir fühlte, integrieren konnte. Diese Energieübertragung hatte mich so verändert, dass ich mich kaum wiedererkannte. Die Person, die ich zuvor gewesen war, gab es nicht mehr. Ich habe einige Zeit gebraucht, mich zu fangen, denn es fühlte sich alles so anders an. Auch konnte ich damals mit niemandem darüber reden. Ich konnte das, was in mir passiert ist, gar nicht mehr mit mir selbst identifizieren. So habe ich in den Spiegel geschaut und mich bei meinem Vornamen gerufen. Aber ich war so verändert, dass ich mich kaum wiedererkannte. Dieses Ereignis hat mein Ego, also mein »altes Ich«, so gebrochen, dass es nicht mehr da war.

Das Erlebnis könnte man vielleicht mit einer Nahtoderfahrung vergleichen. In der Regel sehen Menschen bei einer solchen Erfahrung Jesus oder ein helles Licht. So ist es auch bei mir gewesen.

Nach einiger Zeit war die Energie in mir so weit gefestigt, dass ich langsam damit begann, Menschen zu behandeln. Um überhaupt tätig zu werden, habe ich anfangs in Stuttgart auf der Königsstraße kostenlos Passanten behandelt. Dabei lernte ich die Besitzer einer Tangoschule kennen. So kam es, dass ich dann nicht mehr auf der Straße, sondern in der Tangoschule Behandlungen gab – immer noch kostenlos. Danach annoncierte ich in jugoslawischen Zeitungen, da es zu dieser Zeit in Deutschland noch verboten war, Menschen ohne eine bestimmte Zulassung zu therapieren. Das änderte sich erst 2004 durch einen neuen Gesetzesentwurf.

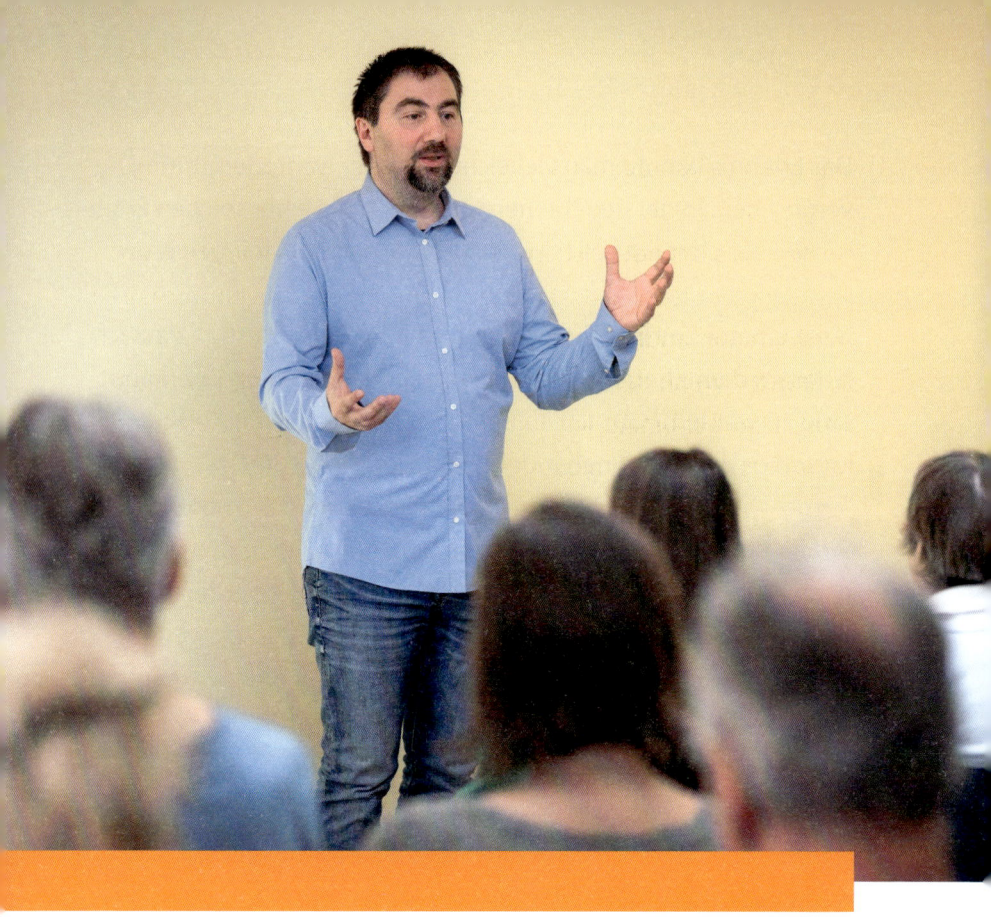

Meine Methode des Heilens

Allgemeines zu meiner Arbeit

Meine Praxis befindet sich in Fellbach, in der Nähe von Stuttgart. Die Klienten, die mich dort in meinen Räumen besuchen, erhalten eine Einzelbehandlung. Während der Energieübertragung dürfen sie liegen – wenn das nicht geht oder sie es nicht möchten, auch sitzen. Darüber hinaus veranstalte ich oft auch spezielle Heiltage mit mehreren Teilnehmern. Dort übertrage ich die Energie auf die ganze Gruppe gleichzeitig. Meine Hände lege ich dabei nacheinander bei allen Anwesenden auf. Ich spüre während dieser Gruppenbehandlungen jeden Einzelnen. Die Wahrnehmungen, die ich dabei habe, laufen jedoch alle gleichzeitig durch mich hindurch, wodurch ein hohes energetisches Potenzial entsteht.

Während der Behandlungen läuft immer meine eigens dafür konzipierte CD. In die Musik habe ich spezielle Heilfrequenzen und meine Gebete integriert. Allerdings sind diese nicht hörbar für das menschliche Ohr, damit die Teilnehmer nicht abgelenkt werden und sich entspannen können. Ich empfehle auch, sie während meiner Fernbehandlungen anzuhören. Die Fernbehandlung ist in ihrer Wirkung weniger intensiv, weshalb ich immer zu 14 Anwendungen rate.

Im Laufe der Jahre hat sich meine Arbeit verändert. Die Stärke meiner Energie war schon immer im selben Ausmaß vorhanden, doch durch die vielen Tausend Behandlungen sind etliche Informationen dazugekommen, wodurch ich an Erfahrung gewonnen habe. Schon zu Beginn der Behandlung spüre ich inzwischen, was für ein Problem der Klient hat. Wenn ich mich darauf einstelle, ist es mir sogar möglich, den zeitlichen Ablauf der Störung zu sehen.

Ich nehme beispielsweise bei einer Depression wahr, wie lange der Klient sie schon hat und was im Vorfeld geschehen ist. Außerdem spüre ich, was passiert, wenn er die Störung nicht behandelt. Und ich erkenne, ob ihm eine bestimmte Behandlung helfen wird oder nicht. Allerdings teile ich dies dem Klienten nicht immer mit.

Grundsätzlich rate ich den Menschen, positiv zu denken und nicht die Hoffnung zu verlieren. Selbstheilung ist allerdings nicht jedem gegeben. Bei kleinen Unpässlichkeiten kann sie sicherlich überzeugende Ergebnisse liefern, aber wenn es sich um schwerwiegende Krankheiten handelt, wird es schwierig, sich selbst zu heilen. Hier ist man meist auf Hilfe von außen angewiesen. Doch selbst bei Menschen, die schon die Hilfe von sehr überzeugten »Heilern« oder »Schamanen« in Anspruch genommen haben, wurde oft rein gar nichts aufgelöst. In meinen Augen hat das damit zu tun, dass die Spiritualität fast zu einer Industrie geworden ist, bei der man das Herzstück vergessen hat. Die Energie ist deshalb sehr abgeschwächt. Das Rationale wird die Blockade nie lösen. Dies geht nur über Energie beziehungsweise Energieanhebung.

Während meiner Heilbehandlung lege ich meine Hände im Bereich von Brust/Bauch auf. Vielleicht bin ich altmodisch, aber ich bin der Meinung, dass an dieser Stelle des Körpers die Seele sitzt. Die Hände des Klienten sollten während der Behandlung neben dem Körper liegen. Denn bei meiner Methode verlässt die negative Energie den Menschen über die Handinnenflächen und Fußsohlen sowie über den Kopf (Scheitel). Wenn der Klient während der Behandlung die Hände auf seinen Körper auflegt, wird der Prozess dadurch gestoppt. Im Anschluss fühlt er sich vielleicht besser, aber das täuscht, denn die Körperhaltung verhindert, dass die negative Energie aus dem Körper fließt. Er führt sie sich direkt selbst wieder zu. Es kann sein, dass z. B. die Schmerzen weg sind, aber Heilung ist nicht geschehen, denn der Prozess wurde unterbrochen und die negativen Energien wurden nicht aufgelöst.

Es kommt durchaus vor, dass ein Klient heftig auf die Heilenergie reagiert, und während einer Gruppenbehandlung kann sich der ein oder andere vielleicht dadurch gestört fühlen. Das muss nicht sein, denn für den Betroffenen ist es sehr gut, dass er alle negativen Energien hinausfließen lässt, und die anderen Anwesenden brauchen sich nicht zu sorgen, dass etwas davon auf sie übertragen wird oder sie sich etwas »einfangen«. Die negativen Energien werden durch den Prozess komplett aufgelöst, dafür sorge ich. Für andere Heiler kann ich da allerdings nicht sprechen. Körperliche Reaktionen während der Heilbehandlung sind sehr positiv zu bewerten, da man sich dabei von Negativem befreit. Manch einer empfindet auch Mitleid mit dem Reagierenden, aber das ist nicht angebracht. Im Gegenteil sollte man sich freuen, denn derjenige hat den ganzen Ballast schon so lange getragen. Es ist ein Akt der Freude, dass er diesen nun endlich loslassen und transformieren darf.

Auch in den Tagen nach der Behandlung spüren die Klienten noch immer die Energie. Es können auch noch andere Symptome dazukommen. Es kann zum Beispiel sein, dass man sich sehr krank fühlt. Das ist ein guter Prozess, vor dem man keine Angst haben sollte. Je stärker die Reaktion ausfällt, desto besser geht es der Person hinterher.

Manchmal werde ich gefragt, ob man die Blockaden denn nicht sanfter lösen kann. Grundsätzlich kann ich sagen, dass alles möglich ist. Doch ich bin für die optimale Lösung. Mein Motto lautet: Was du heute kannst besorgen, das verschiebe nicht auf morgen. Es würde teilweise mehrere Jahre dauern, bis sich die Blockaden lösen, wenn man sie sanft behandelte. Damit verschwendet man in meinen Augen Lebenszeit. Die Blockaden bleiben zudem nicht unverändert, sondern verstärken sich im Laufe der Zeit. Deshalb übertrage ich die Energie so stark auf die Menschen, dass sich alles so schnell wie möglich auflöst. Für manch einen fühlt es sich unangenehm an, und er hat damit Probleme, dass die aufgenommene Energie hinterher noch nacharbeitet. Manche Menschen empfinden eine Verschlimmerung der Symptome, wenn sich die Blockade löst. Das ist durchaus normal und gewünscht. Man sollte die Reaktionen dankbar annehmen. Es geschieht nur Positives und Gutes, die Heilung wird beschleunigt.

Mein Körper reagiert ebenfalls immer auf die Behandlungen. Für mich ist es völlig normal, dass ich die Dinge wahrnehme, die die Menschen mir übergeben. Wenn sie die Absicht haben, zu mir zu kommen, spüre ich das schon lange vor ihrer bewussten Entscheidung dazu. Sobald sie sich mental mit mir beschäftigen und die Intention haben, ein bestimmtes Thema, eine bestimmte Erkrankung »loszuwerden«, geben sie diese an mich ab. Mein System spürt das bereits, und es durchläuft mich körperlich. Das geschieht alles parallel, viele Krankheiten durchlaufen mich gleichzeitig. Ich übernehme die Probleme meiner Klienten so intensiv, dass es sogar medizinisch nachweisbar ist, zum Beispiel bei Bluthochdruck.

Ich versetze mich in das Energiefeld der Menschen hinein, und je intensiver ich bei ihnen nachspüre, desto mehr kommt von ihnen bei mir an. Man sollte als Heiler auch von den Klienten etwas übernehmen, damit es ihnen leichterfällt, loszulassen. Während der Sitzung selbst löst sich dann bei den Klienten und auch bei mir alles wieder auf. Der Bluthochdruck beispielsweise ist nur eine vorübergehende Veränderung in mir.

Die Bedeutung des Glaubens

Was für andere Heiler die universelle Kraft ist, ist für mich als Christ die göttliche Kraft. Also Gott. Für mich ist Gott die stärkste Kraft überhaupt. »Universelle Kraft« hingegen bedeutet für mich eine Verwässerung der Energie. Dadurch schwächt man seine Energie und verliert an Demut. Oftmals fehlt es dabei an Herz und an Emotionen. Doch alle Beschwerden sind durch Emotionen wie Trauer, Angst und Enttäuschung entstanden. Nur die Liebe kann all das heilen. Damit ist aber nicht die Liebe zwischen Mann und Frau gemeint. Nicht diese romantische Liebe, die die meisten sofort damit verbinden. Es ist eine viel größere Liebe.

Zu mir kommen viele Menschen, die auch schon andere Heilmethoden ausprobiert haben. Wer einmal bei mir war, weiß, dass die Kraft, die durch mich wirkt, viel intensiver ist und wirkt als bei vielen anderen Methoden. Oft werde ich gefragt, woran das liegt. Hier möchte ich das gern ein wenig erklären, ohne andere Methoden schlechtzumachen. Die Kraft beziehungsweise die göttliche Liebe, die durch meine Hände fließt, während ich für die Menschen bete, ist so intensiv, weil ich mein Leben lang sehr gläubig war, es immer noch bin, und regelmäßig gebetet habe. Ich habe nicht einfach nur so gebetet, sondern ich habe regelrecht um Erlösung gefleht. Um zu verdeutlichen, warum, habe ich zuvor ja einen Teil meines Lebensweges beschrieben. Ich bete um Erlösung, weil ich mein Leben nicht mehr ertragen konnte. Es ging mir so schlecht, dass ich lieber gestorben wäre, als den Weg weiterzugehen. Doch waren mein Glaube so stark und die Visionen, die ich während meiner Gebete empfing, so kraftvoll, dass ich erkannte, dass mein Leben einen Sinn hat. Dass ich vielen Menschen, die ebenfalls schwer traumatisiert sind, helfen kann – durch meinen eigenen Weg. Die Tatsache, dass Jesus persönlich seine Heilkraft auf mich übertrug und mir den Auftrag gab, den Menschen, die zu mir kommen, auf die gleiche Weise zu helfen, wie er es tat, zeigt, dass ich diese Arbeit aus Berufung mache. Die Energie kann durch mich so stark wirken, weil mein Glaube an Gott so groß ist und weil ich zu Jesus durch meinen eigenen Weg eine intensive Verbindung aufgebaut habe.

Der Unterschied zu vielen anderen Heilmethoden liegt bei meiner Methode darin, dass sie mir von Gott direkt gegeben wurde. Die Kraft, die durch mich wirkt, ist so stark, dass sie die Blockade auch löst, wenn das Ego des Menschen sich in den Weg stellt. Das Ego wird dabei gebrochen. Das führt häufig dazu, dass meine Klienten sehr heftig auf die Behandlungen reagieren – das geschieht während der Einzelbehandlungen, aber auch während der Behandlung in einer Gruppe. Die Reaktionen, die auftreten können, reichen von Umsichschlagen, Schreien, Spucken, Weinen bis hin zu

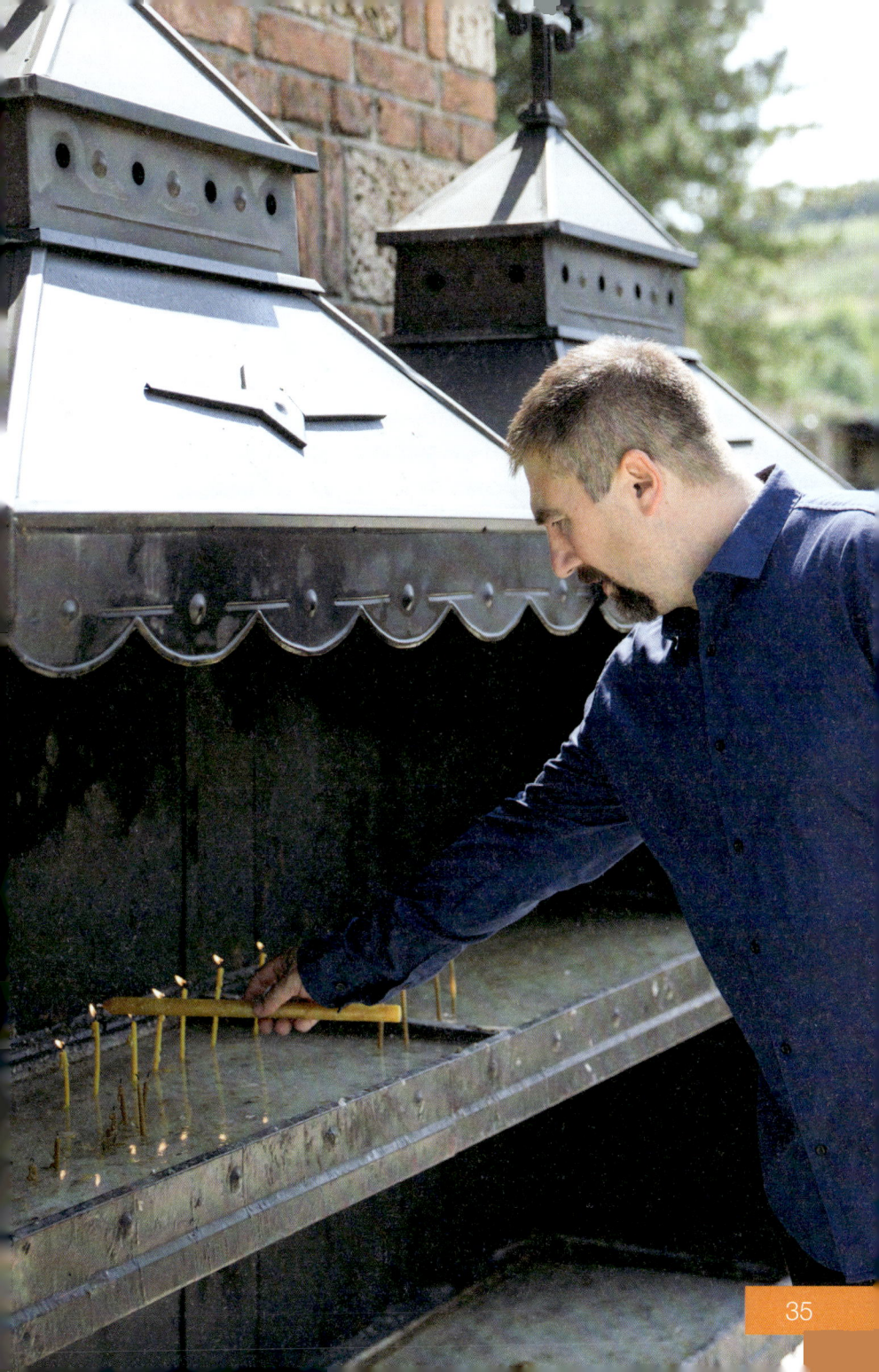

körperlichen Schmerzen. Davor braucht man jedoch keine Angst zu haben, denn Schmerzen, Unwohlsein, Trauer, all die negativen unterdrückten Gefühle schlummern bereits in der Person. Beim Übertragen der Energie öffne ich die Verkrustungen, und das Unterdrückte kann an die Oberfläche kommen. Der Mensch kann sich davon lösen und endlich aus der Egofalle hinaustreten. Denn viel zu oft verbringen Menschen Jahrzehnte ihres Lebens damit, für sie falsche Lebensmuster zu entwickeln und aufrechtzuerhalten. Gerade Menschen, die sehr viel Mentalarbeit leisten, d. h. die Blockaden mit positiven Affirmationen oder Programmierungen überlagern, haben das Problem nur verschoben. Natürlich wirken Affirmationen und Programmierungen, aber das zugrunde liegende Gefühl ist nicht heil und die Blockade noch vorhanden. Nur wenn Menschen ihre Gefühle heilen und zusätzlich eine positive Grundeinstellung zum Leben entwickeln, wenn sie Krankheit nicht als Strafe oder Schicksal, sondern als Folge ansehen können, kann dadurch etwas sehr Positives entstehen. Weisheit entsteht dann, wenn Menschen den Sinn des Leidens erkennen und es umwandeln und verändern.

Wenn ein »Heiler« die Methode des Handauflegens nicht richtig erlernt hat und er nicht durch einen tiefen Glauben und Gottvertrauen fundiert ist, verbraucht er beim Übertragen von Heilenergie seine eigene Energie. Dadurch wird dieser Mensch immer schwächer und schwächer. Zusätzlich kann es dazu kommen, dass er ungute Energien aufnimmt. Ich beobachte die spirituelle Szene schon über viele Jahre. Und leider muss ich feststellen, dass bei manchen Lehrern der Glaube an die eigene Person überwiegt, sie lediglich ihre Seminare verkaufen möchten und die gelernten Methoden stark verwässert weitergeben. Die Qualität sinkt immer mehr. Das finde ich sehr schade und teilweise auch gefährlich.

Ich bin davon überzeugt, dass der Urvater des Reiki, Mikao Usui, in gleicher Intensität Energie übertrug, wie ich es tue. Nur leider wurde seine Lehre so kommerziell verbreitet, dass inzwischen jeder diese Methode erlernen kann, ob er nun ein Talent dafür hat oder eben nicht. Auch ist die Methode nicht mehr so rein wie zu Beginn. Sie wurde mehr und mehr verändert, verfälscht und von Personen gelehrt, die keine so gute Anbindung an Gott mehr haben wie der Urvater zuvor. Dadurch wirken die Energien weniger stark. Die Uressenz ging über die Jahre verloren. Fehlt es zusätzlich an Demut und an Gottvertrauen, verwundert es nicht, dass solche Behandlungen kaum Wirkung zeigen.

Beim Lehren von Heilmethoden sollte immer darauf geachtet werden, ob die Schüler wirklich für den Beruf geeignet sind. Denn auch Jesus hat sich seine Jünger gezielt ausgesucht und nicht jeden genommen. Laut der Bibel hatte Jesus 12 Jünger, andere Quellen sprechen von 72 Jüngern. Im christlich-orthodoxen Glauben, der mich prägt, spricht man anstatt von Jüngern auch von Aposteln, die Jesus paarweise in die Welt gesandt hat, um seine Botschaft zu verbreiten. Mir geht es nur darum, zu erwähnen, dass Jesus seine Lehren und seine Heilkraft nicht an jedermann weitergab, sondern nur die Menschen unterrichtete, die dazu berufen waren.

Wenn man bedenkt, dass jeder an in der Regel nur drei Wochenenden Reiki erlernen kann, egal, welche Einstellung er zum Leben hat, wird sehr schnell klar, weshalb die behandelten Menschen weniger stark reagieren und letztlich selten von dieser Art der Heilbehandlung profitieren. Es geht den Personen vielleicht kurzfristig besser, eine Traumaauflösung findet hier jedoch oft nicht statt.

Die Energien, die durch mich wirken, sind im Gegensatz dazu so stark, dass sie auch ohne den Willen der von mir behandelten Person einen Effekt haben, das Ego durchbrechen und an der Stelle arbeiten, wo das Trauma sitzt. Die Kraft wirkt auch durch mich, wenn nicht Gläubige vor mir sitzen. Das ist für die Behandlung nicht entscheidend oder notwendig. Allein mein tiefer Glaube an Gott, an seine Kraft und daran, dass seine Energie durch mich weitergegeben wird, bewirkt die Anregung des Heilungsprozesses. Allerdings ist es natürlich einfacher für Personen, die dem nicht negativ gegenüberstehen. Meine vielen Heilungserfolge haben aber durchaus schon bewirkt, dass ich nicht nur Skeptiker überzeugen konnte (was gar nicht meine Absicht ist), sondern auch viele von mir behandelte Menschen zurück zum Glauben gefunden haben.

Dies zur Kraft des menschlichen Geistes. Wie Jesus schon sagte: »Wenn ihr Glauben hättet so groß wie ein Senfkorn, könntet ihr ebensolche Dinge vollbringen wie ich, ja sogar noch größere.«*

Meine Tätigkeit basiert auf meinem Glauben.
Ich bin ein überzeugter Christ.
Die höhere Macht zeigt mir genau, was zu tun ist.

---

* Grundlage der Bibelzitate in diesem Buch ist die Orthodoxe Bibel.

Meine Methode des Heilens hilft bei allen Arten von Erkrankungen, ich sehe hier keine Grenzen – außer den Willen Gottes. Ich bete auch immer dafür, dass Gottes Wille geschehe. Beten ist etwas sehr Altes, was leider in unserer Gesellschaft immer mehr an Bedeutung zu verlieren scheint. Viele spirituell suchende Menschen öffnen sich zwar mehr und mehr den uns in Europa fremden Kulturen und Religionen, verlieren aber dadurch oftmals den Bezug zur eigenen Religion und damit zum Beten. Das finde ich sehr schade, denn hinter dem Beten steckt eine große Chance, die eigene Spiritualität zu vertiefen. Grundsätzlich ist Gott über verschiedene Wege zu erreichen und durch unterschiedliche Religionen erfahrbar. Jedoch haben wir christlich geprägten Europäer einen leichteren Zugang zum Christentum als z. B. zum Buddhismus, da wir über unsere Ahnen und Traditionen geprägt werden. Wenn wir diese Wurzeln nutzen und über die Grenzen der Paradigmen der Vergangenheit hinauswachsen, kann jeder seinen eigenen Zugang zu Gott wiedererlangen. Mir persönlich hat dieser Weg sehr dabei geholfen, in meine heutige Kraft zu kommen und mein Leben anzunehmen mit allem Schönen und allen Herausforderungen, die es für mich bereithält.

Ich möchte mit diesem Buch ganz aktiv dazu aufrufen, wieder mehr zu beten. Doch die verschiedenen Glaubensrichtungen sind mittlerweile so vermischt, dass jeder sich nur das vom Glauben aussucht, was dem eigenen Ego schmeichelt. Dadurch glauben eine Menge spiritueller Menschen, selbst Schöpfergott beziehungsweise Schöpfergöttin zu sein und sehen keinen Sinn mehr im Beten. Ich kenne persönlich sehr viele Menschen, die auf der spirituellen Suche nach Erleuchtung sind und auf diesem Weg eine spirituelle Arroganz angenommen haben, die sie glauben lässt, dass wir das Beten nicht mehr nötig haben. Sie sind immer auf der Suche nach etwas Besonderem, etwas Exotischem. Die spirituelle Erleuchtung kann man jedoch auch sehr gut über den christlichen Glauben erlangen. Dazu braucht es keine Reisen nach Indien, keine Selbstfindungskurse oder sonstige Veranstaltungen, die das große Heil versprechen. Es braucht den innigen Wunsch, wirklich heil zu werden, und es braucht Demut und den Glauben an Gott. Allein mit dem Wort »Gott« haben aber schon viele Menschen ein riesiges Problem. Im momentanen Zeitalter des spirituellen Erwachens sind die vage Suchenden eine gute Einnahmequelle für viele Coaches geworden. So werden Einzelheiten aus den verschiedenen Religionen herausgenommen, verfälscht, fehlinterpretiert und in ihrer ursprünglichen Kraft geschwächt. Hinzu kommt, dass viele Menschen scheinbar orientierungslos hinter so manchem selbst ernannten Guru oder Schamanen herlaufen. Ich möchte die unterschiedlichen Glaubensrichtungen nicht schlecht machen. Doch betrachten wir als Beispiel einen sogenannten Schamanen. Schamanen gibt es in den verschiedensten Naturvölkern über die Erde verteilt. Schamane kann man jedoch nicht einfach so werden. Es ist eine Lebensaufgabe. Die Menschen, die in den Naturvölkern dazu berufen werden, lernen die entsprechenden Fähigkeiten lebenslänglich und verfeinern sie. Das kann man nicht auf die schnelle Tour in ein paar Wochenendseminaren erlernen. Dazu kommt, dass uns diese Kultur an sich fremd ist, sie wurde uns nicht in die Wiege gelegt. Sicherlich gibt es nicht nur »Scharlatane«, jedoch wäre ich vorsichtig, wenn ein solcher Schamane verspricht, in wenigen Ausbildungstagen heilende Kräfte vermitteln zu können. Auch im Bereich Reiki wird den Menschen viel versprochen, aber ich kenne niemanden, der durch solche Wochenendseminare eine starke Heilfähigkeit erlangt hat.

Mir geht es nicht darum, eine Methode schlechtzumachen – alle Methoden können der spirituellen Weiterentwicklung dienen. Doch ich beobachte seit Jahrzenten, dass sich die Menschen in den verschiedenen Methoden verlieren. Sie treten auf der Stelle, und die ganzen Kurse, die sie besuchen, befriedigen lediglich das eigene Ego. Werden sie dann wirklich mit Problemen konfrontiert, bröckelt die Fassade, und nichts von dem hält Stand. Menschen, die ohne einen starken Glauben die »universelle Heilkraft« übertragen, übertragen lediglich ihre eigene Energie. Viele davon sind mit der Zeit schwer krank geworden und konnten nur ein paar Jahre lang praktizieren. Einige von ihnen kamen auch schon zu mir und sind durch die Kraft Gottes, die Liebe Gottes wieder zum Glauben an Gott zurückgekehrt.

Der moderne spirituelle Mensch wirkt auf mich sehr arrogant, wenn er die geistigen Gesetze dazu benutzt, Fülle und andere materielle Dinge zu manifestieren. Nicht, dass das nicht funktioniert. Doch wenn der Lebensplan eines Menschen ein anderer ist, wird sich alles wieder zerschlagen. Vor allem diejenigen, die viel Mentalarbeit machen ohne Rücksicht auf die Auflösung innerer Blockaden, wundern sich, wenn das selbst erbaute Kartenhaus nach einer Weile des Gelingens wieder zusammenbricht. Das muss aber so sein, damit der Mensch wieder lernt, Mensch zu sein. Wir tragen alle einen Gottesfunken in uns, den wir zum Leuchten bringen dürfen. Wir sind aber keinesfalls allmächtig. Es gibt nur einen Gott, und wir können uns ihm auf den Spuren Jesu annähern. Ich schreibe das nicht nur so dahin. Ich glaube felsenfest daran, dass Gott existiert, und ich möchte Ihnen gern erklären, warum meine Gebete für andere Menschen von Gott erhört werden. Das soll keine Anmaßung sein. Wer mich kennt, weiß, wie stark Menschen auf meine Art der Energieübertragung reagieren, während ich für sie bete. Dabei bete ich keine herkömmlichen oder traditionell überlieferten Gebete. Ich fühle ihre Schmerzen, erkenne die Ursachen, die dazu geführt haben, und bringe den Wunsch nach Erlösung vor Gott. Das alles habe ich nicht einfach von jemand anderem erlernt. Meine Art des Betens und meine Heilarbeit wurden geprägt durch einen langen Leidensweg, der für mich sehr schwer war.

Meine Gespräche mit Gott

Die Gebete, die ich während der Behandlungen spreche, habe ich nach dem Nahtoderlebnis, das ich in meiner Jugend hatte, ausgerichtet. So, wie Jesus mir geholfen hat, so möchte ich anderen durch meinen Glauben und durch meine Gabe helfen. Ich bete dafür, dass die Menschen, die zu mir kommen, befreit werden und dass Gott ihnen all das vergibt, was sie bewusst, aber auch unbewusst getan haben. Gott möge sich ihrer erbarmen. Ich bitte immer auch darum, dass Gottes Wille geschehe. Ich spreche während meiner Behandlungen mehrere Gebete hintereinander, die ich individuell an die Bedürfnisse der einzelnen Klienten anpasse. Bei schweren Erkrankungen erkenne ich die Zusammenhänge, die dazu geführt haben, ich bitte um Vergebung und darum, dass sie davon befreit werden.

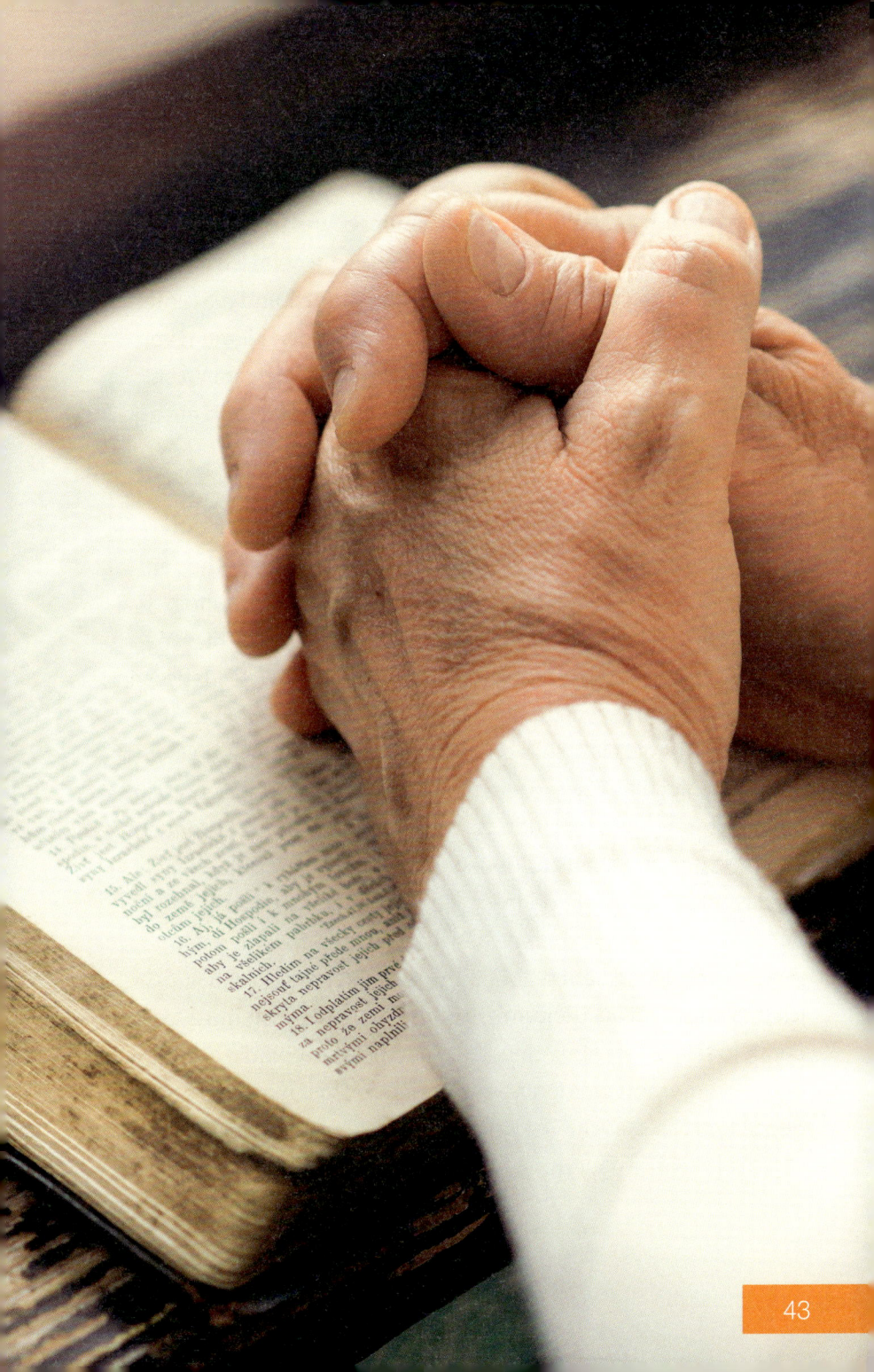

Ich bete auch für diejenigen, die mich nicht direkt um Hilfe gebeten haben. Die Zustimmung bekomme ich in diesem Fall vorab von der Seele. Dann laufen die Prozesse in mir ab, und was ich dabei von der Person wahrnehme, auf diese Probleme gehe ich auch ein. Ich arbeite immer an den Themen, die ich erkenne und die hintergründig zum Problem geführt haben. Wenn ich den Klienten von ihnen berichten würde, könnte es passieren, dass sie daran festhalten. Wichtig aber ist es, loszulassen. Wenn sie die Probleme und Blockaden festhalten, äußert sich das über körperliches Zittern.

Dass die Behandlungen sanft sind und alles mühelos vonstattengeht, wünschen sich viele. Deshalb gibt es auch viele Methoden, die sehr sanft sind – aber auch kaum etwas zur Heilwerdung beitragen. Ich glaube, man möchte den Menschen alles leichter machen. Aber Gott löst die Probleme nicht einfach so. Viele Menschen beten sehr kraftlos, was zur Folge hat, dass nichts geschieht. Sie glauben nicht wirklich, sind oft nicht zu hundert Prozent bei der Sache und auch nicht von dem überzeugt, was sie tun. Wenn sich dann nichts an ihrer Situation verändert, geben sie auf. Sie ändern nichts weiter, werden unzufrieden und verbittert. Es ist aber nicht so, dass man betet, und dann ist alles Friede, Freude, Eierkuchen. Beten muss man so verinnerlichen, dass es automatisch abläuft wie das Hören und Sehen, und dazu benötigt man extrem viel Geduld. Es ist wie beim Erlernen eines Instrumentes. Man muss sich damit jeden Tag auseinandersetzen und üben. Wenn die Gebete nicht sofort erhört werden, verlieren die Menschen oft den Glauben. Aber man braucht viel Beharrlichkeit, denn es kann Jahre oder sogar Jahrzehnte dauern.

Viele spirituell suchende Menschen finden keinen Grund, zu beten, oder wollen sich nicht »unterwerfen«. Wobei beten weniger etwas mit Unterwerfung zu tun hat, es ist vielmehr ein Gespräch mit Gott. Ich selbst kann zwar verstehen, dass die alten beziehungsweise traditionellen Gebete als wenig ansprechend empfunden werden, weil sie stark an alte Dogmen geknüpft sind und somit immer wieder auf die »Sündigkeit« der Menschen abzielen. Deshalb spreche ich auch all meine Gebete individuell und persönlich. Kein einziges traditionelles Gebet lasse ich in die Behandlungen einfließen. Ich fühle mich ein und bringe mein Anliegen vor Gott. Mein Glaube daran, dass er meine Gebete erhört, ist so stark, dass es wirkt. Sehr stark wirkt. Ich möchte mit diesem Buch dazu aufrufen, dass auch Sie wieder anfangen, zu beten. Gott ist wie unser Vater. Ein Vater möchte auch, dass seine Kinder mit ihm sprechen und nicht nur zu ihm kommen, wenn sie Probleme haben, und dann wieder verschwinden.

Grundsätzlich ist der Weg zu Gott aber durch alle Religionen möglich, und ich bin tolerant allen Glaubensrichtungen gegenüber. Doch warum das Glück in der Ferne suchen, wenn unsere Wurzeln im Christentum liegen? Es ist viel schwieriger, sich tiefgründig mit fremden Kulturen zu beschäftigen. Wir wurden im Umfeld unserer Kultur erzogen, und das prägt uns.

Die Kirche mag viel falsch gemacht haben. Doch liegt es an uns, zu erkennen, dass nicht das Christentum falsch ist, sondern es Menschen sind, die Fehler gemacht haben. Das gibt es in allen Religionen. Nur wissen wir darüber nicht immer Bescheid.

Wenn wir den Menschen verzeihen können, die in der Kirche Fehler begangen haben, können wir im Christentum einen leichteren Zugang zu Gott finden.

Ego oder Entwicklung des Glaubens

Das Ego eines Menschen möchte es möglichst bequem haben im Leben. In unserer Gesellschaft bedeutet das oft, dass der Lebenssinn einzig daran ausgerichtet ist, ein komfortables bis luxuriöses Leben zu führen. Ich möchte nicht sagen, dass dies schlecht ist, jedoch gibt es Unterschiede. Wenn man etwas braucht, um dadurch glücklich zu sein, dann ist es die falsche Intention. Wenn man aber bereits glücklich ist und dann zu seinem Glück noch ein schönes Leben führen kann, dann ist dies das wahre Geschenk. Denn Gott möchte durchaus, dass es den Menschen gut geht. Manchmal ist es jedoch wichtig, dass man zuvor eine gewisse Reife besitzt. In den letzten Jahrzehnten hat sich das Leben der Menschen durch die Industrialisierung drastisch verändert. Die heutige Schnelllebigkeit und oft auch Oberflächlichkeit der Menschen im täglichen Miteinander bieten kaum Halt und Stabilität. Die Suche nach Gott scheint unmodern und unnötig geworden zu sein. Erst in schwierigen Zeiten, in persönlichen Lebenskrisen kommt der Mensch wieder darauf, sich auf die Suche zu machen. Oft sucht er die Lebensweisheit in Zitaten und Sprüchen, die ihm über den Weg laufen. So bastelt er sich eine Welt zusammen, die es ihm erträglicher macht, die eigene Situation anzunehmen. Da dies aber immer nur Fragmente sind und derjenige keine wirklich stabile Orientierung findet, ist er immer weiter auf der Suche. So kommt es, dass er häufig in verschiedenen Glaubensströmungen

Halt sucht. Doch die Lehren sind mittlerweile in ihrem wahren Kern derart auseinandergerissen, dass sie nur selten Halt geben. Gläubige Menschen werden regelrecht vom wahren Glauben abgebracht und verlieren sich ebenso wie Menschen, deren Glaube weniger stark ist. Nie war die Kirche so verpönt wie heutzutage. Das mag, bedingt durch Skandale und Fehltritte in der Kirche, wirklich Suchende erst vom Glauben abgebracht haben. So hüpfen diese von Glaubensrichtung zu Glaubensrichtung. Völlig halt- und wurzellos werden von jeder Religion Ideen miteinander verknüpft. Die Ideen, die dem Ego am meisten gefallen, werden herausgepickt, der Rest verworfen. Wahrhaftige spirituelle Reife kann so nicht entstehen, denn ohne Wurzeln kann man nicht in die Kraft kommen. Ein starker Baum hat tiefe Wurzeln und wächst langsam. Der Boden, der ihn nährt, passt zu ihm, sonst wäre er in einem anderen Land gewachsen. Menschen meinen immer, fremder Boden sei besser, vergessen aber dabei, dass alles perfekt aufeinander abgestimmt ist. Ein Baum käme auch nicht auf die Idee, plötzlich lieber Blume oder Vogel sein zu wollen. Er ist und bleibt Baum.

Wie wirken Heilenergien?

Es ist schwer zu erklären, was ich genau mache, dabei ist meine Methode sehr einfach. Ich besitze die Fähigkeit, die Energie sehr stark zu bündeln. Ich öffne und weite mein Herz, dadurch kann die Heilkraft besonders stark fließen. Es reicht allein der Gedanke an eine Person, ein Bild oder auch nur der Name. Ich fühle die zu behandelnde Person, kann die Gedanken, die relevant sind, erkennen und spüre, was die Ursachen für ihre Probleme sind. Wenn die göttliche Energie intensiver zu mir kommt, um die Probleme und Blockaden zu lösen, spüre ich es an meinem Hinterkopf.

Für mich ist diese Art der Energieübertragung zu einer Selbstverständlichkeit geworden. Ursprung hat sie in den Hirnarealen, die für das Träumen zuständig sind. Wenn ich meine Klienten behandle, nehme ich in meinem Kopf ein Pfeifen wahr. Die Energie überträgt sich auf die Person und fängt an, bei ihr zu wirken. Es entspringt einfach meiner Natur, das Leben und das Leiden der Menschen zu verstehen. Ich frage mich dabei: Was passiert mit mir, wenn ich traurig bin? Wie fühlt es sich an? Was macht es mit mir? Dabei entfliehe ich dem Gefühl nicht und lenke mich auch nicht mit etwas ab, sondern spüre mich immer tiefer in das Gefühl hinein. Dann kann ich es umdrehen: Trauer wird zu Freude. Angst wird zu Mut. Bei manchen Menschen muss wiederholt daran gearbeitet werden, weil sie immer wieder in ihr altes Gefühlsmuster zurückfallen. Allein der Gedanke, dass ich etwas verbessere bei diesem Menschen, reicht aus, damit die Energie bei mir zu wirken anfängt. Es funktioniert so gut, weil ich sehr empathisch bin und mich gut in andere Menschen einfühlen kann. Ich wollte schon als Kind verstehen, warum sich jemand in einer gewissen Weise verhält. Warum sich Menschen, wie z. B. meine Großmutter, das Leben nehmen. Was in ihnen vorgeht, hat mich dazu bewegt, mich in Menschen einzufühlen. Das ist heute ein großes Geschenk für meine Arbeit.

Die Energie, die ich übertrage, breitet sich wellenartig aus. Manchmal ist es heftiger und dann wieder sanfter – man kann sich die Energie wie Meereswellen vorstellen, die die Blockaden sanft, aber gründlich aus dem Körper spülen. Der Körper bringt dabei die Informationen der göttlichen Ordnung in alle Zellen. Da alle Zellen miteinander verbunden sind und in allen Zellen alle Informationen gespeichert sind, kann die Energie von Zelle zu Zelle dorthin transportiert werden, wo sie gebraucht wird. Die Energie gelangt immer an die richtige Stelle.

Auch der Erfinder des Reiki wendete keinerlei Handpositionen an, genauso wenig, wie ich ein Behandlungsschema habe. Er legte einfach die Hände auf. Auch seine Energie war damals so intensiv, dass die Körperstelle nicht entscheidend für den Erfolg war. Mir ist durchaus bewusst, dass es an unserem Körper Zuordnungspunkte gibt, mit denen man direkt auf bestimmte Bereiche einwirken kann. So, wie es die Reflexzonen an den Händen und Füßen gibt, gibt es sie auch am ganzen Körper. Ein Abbild des Körpers ist in den Augen, der Iris, zu finden, in den Ohren, am Rücken, im Gesicht, auf der Zunge und sogar auf den Lippen etc. Ist die Energie stark genug, braucht man das bei der Behandlung aber nicht zu berücksichtigen.

Nicht alle Klienten reagieren auf meine Behandlung mit Schmerzen oder Ähnlichem, es gibt auch angenehme Reaktionen auf die Energieübertragungen. Viele Leute denken, dass die Menschen, die während der Energieübertragung heftiger reagieren, das heißt zucken oder schreien, »besetzt« sind. Auch das Lösen von schwerwiegenden Traumata kann zu ähnlichen Reaktionen führen. Der Begriff Besetzung wird meiner Meinung nach falsch verwendet, denn jedes Lebewesen ist besetzt. Ohne Besetzung könnten wir auf der Erde nicht leben. Wenn wir die Besetzung nicht hätten, hätten wir keinen Körper, wir wären Energiewesen. Der beliebte Ausdruck »Körper, Geist und Seele« sollte aus meiner Sicht eher heißen: »Körper, Geister und Seele«, da wir alle mehrere Besetzungen in uns tragen. Das ist nicht schlimm, und wenn diese Besetzungen schwach und klein sind, leben wir sehr gut damit, so, wie wir auch zu jeder Zeit verschiedene Krankheitserreger in uns tragen, die nicht zwingend zu einer Krankheit führen müssen. Unsere Besetzungen formen teilweise unseren Charakter beziehungsweise unsere Anlage der Persönlichkeit, unser Temperament. Das ist alles kein Problem, solange sie nicht so stark ausgeprägt sind, dass sie krankhaft werden. Aber es gibt tatsächlich auch sehr starke Besetzungen. Die betroffene Person leidet dann unter sehr starken Ängsten und erlebt schwerwiegende psychische Störungen. Diese Besetzungen sind wie Steine, die unser ursprüngliches Wesen erschweren. Es ist eine manipulative Energie. Manche sprechen auch von Dämonen. Diese Mächte bestimmen den Menschen, denn sie möchten die Energie der Seele. Schwere Besetzungen sind destruktive, ungute Geister oder Flüche.

Ängste, Depressionen und andere psychische Erkrankungen trägt der Körper, wie viele Krankheitserreger auch, mit sich umher. Aber solange sie nicht ausbrechen, sich nichts bemerkbar macht, sprechen wir nicht von einer Erkrankung. Deshalb sage ich auch, dass ich, wenn jemand nicht reagiert, den Punkt bei dieser Person noch nicht erreicht habe, der die Besetzung tangiert. Wenn ich lange genug behandle, reagiert jeder Mensch. Früher oder später erreicht die Energie seine »Besetzung« oder auch Seele.

Das Lösen von Blockaden wird oft verglichen mit dem Lösen von Zwiebelschalen. Doch ich sehe das anders, denn die Schichten einer Zwiebel lassen sich gut lösen und werden sogar durch eine dünne Haut voneinander getrennt. Es verhält sich vielmehr wie bei den Schichten von Weißkraut, die ganz eng beieinanderliegen und auch ineinander verflochten sind, sodass man manchmal durchaus mehrere gleichzeitig bearbeiten muss, um weiter vordringen zu können. Das geschieht bei Heilprozessen und deshalb erleben meine Klienten es oft als anstrengend und unangenehm.

Wenn die körperlichen Beschwerden der Personen, die zu mir in Behandlung kommen wollen, vor dem Behandlungstermin stärker werden, ist dies ein sehr gutes Zeichen, denn dann hat die Energie schon vorab angefangen, zu arbeiten. Bereits Wochen vor den Terminen spüre ich, welche Menschen zu mir kommen, was sie belastet, was sie denken und fühlen. Dann lasse ich bereits alle Empfindungen und Wahrnehmungen meinen Körper durchfließen. Das geht so weit, dass sich während meiner Behandlungen meine Blutwerte ändern und mich die verschiedensten Erkrankungen durchlaufen. Für die Klienten ist es nur wichtig, dass sie sich entspannen und während der Heilarbeit möglichst gut loslassen. Sie machen sich immer viele Gedanken darüber, wie sie reagieren, haben Angst und schämen sich, zu schreien und die negativen Energien freizugeben. Es ist nun einmal so: In einer Heilbehandlung darf alles hinausgelassen werden, denn das, was man unterdrückt, nimmt man wieder mit.

Mir wird immer wieder gesagt, dass die YouTube-Videos von meinen Energieübertragungen Angst machen. Einerseits sind Leute begeistert, weil meine Klienten so stark reagieren, andererseits taucht sofort Angst auf, und sie haben Zweifel und Bedenken. Einige befürchten, dass sie sich etwas von jemandem einfangen, wenn ich Gruppenenergieübertragungen mache. Sie fürchten, dass sich die Energie von jemandem löst und auf sie selbst übergeht. Dazu möchte ich sagen, dass dies bei meiner Art der Heilung nicht möglich ist. Man kann es sich vorstellen, wie wenn die Sonne auf Pfützen strahlt – sie lösen sich auf, das Wasser verdampft. Die negativen Energien lösen sich einfach auf, sie können nicht von anderen übernommen werden. Auch braucht man sich nicht zu fürchten, wenn jemand laut wird oder um sich schlägt. Es ein gutes Zeichen, denn die Blockaden werden aufgelöst. Es ist erfreulich, wenn sich eine Seele vom Ballast befreit.

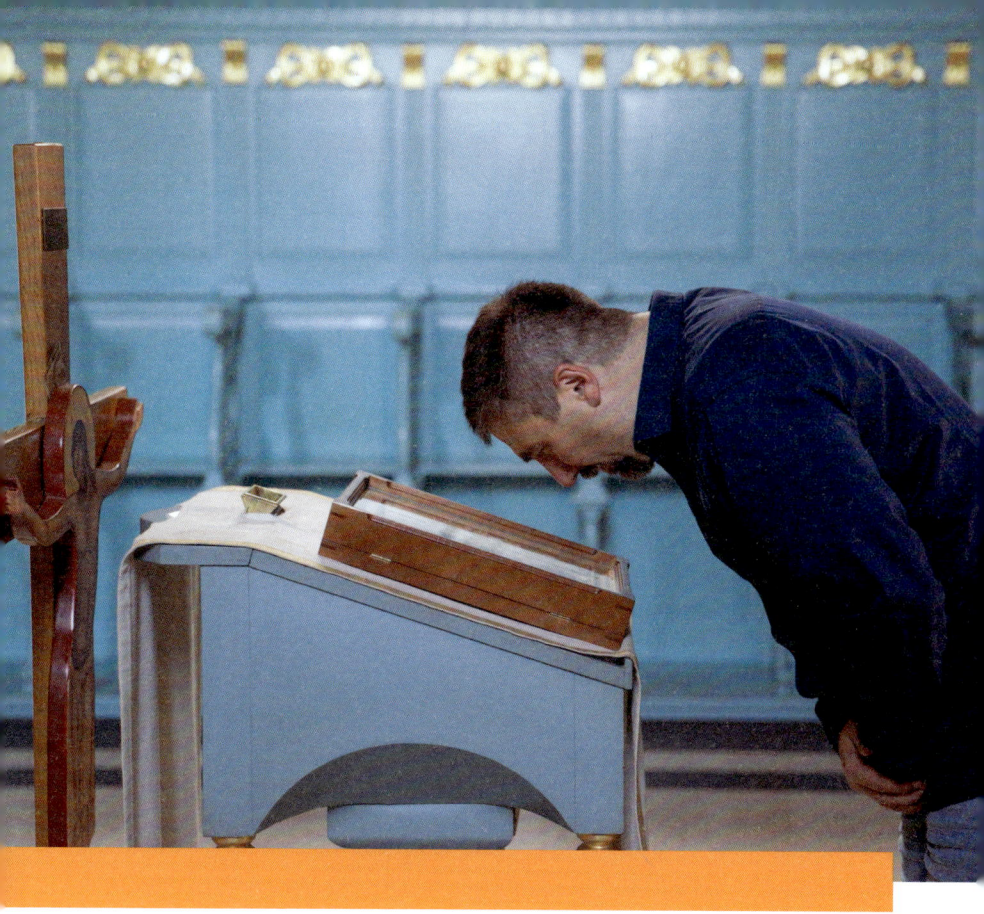

Das Konzept der Wiedergeburt

Christentum und Reinkarnation

Vielleicht wundern Sie sich darüber, dass es in diesem Buch auch um Reinkarnation geht. Ich möchte deshalb ein wenig Allgemeines zum Christentum und zur Entstehung der Bibel erzählen. Vielleicht können Sie dann alles besser einordnen. Für mich ist es kein Widerspruch, als Christ an Reinkarnation zu glauben. Doch sowohl die evangelische als auch die katholische Kirche sind sich darin sehr einig, dass Reinkarnation und das versprochene Himmelreich nicht zusammenpassen. Die modernen Vorstellungen sind mit der konservativen christlichen Einstellung nicht vereinbar. Aber ich möchte Ihnen zeigen, dass das eine das andere eben nicht ausschließt. Dazu müsste man wissen, was Jesus wirklich gelehrt hat. Doch wie können wir das 2 000 Jahre später noch nachvollziehen? Die Bibel vermittelt uns dazu nicht die 100-prozentige Wahrheit, denn zur Zeit Jesu hat niemand Texte verfasst, die später in die Bibel aufgenommen wurden. Die Bibel ist nachträglich, lange nach Jesu Tod, entstanden. Bis dahin haben die Menschen die Lehre mündlich weitergegeben. Was dabei passiert, können Sie sich sicherlich gut vorstellen: Der eine erzählt dies, der andere das. Der eine nimmt etwas weg, der andere dichtet etwas hinzu und schmückt die Geschichte aus.

Wenn man die Bibel gründlich liest, kann man keine Stellen finden, die darauf hinweisen, dass Reinkarnation ausgeschlossen ist. Was natürlich noch kein Beweis dafür ist, dass es Reinkarnation gibt. Aber es gibt ein paar Hinweise, die auf Reinkarnation schließen lassen. Zum Beispiel im griechischen Originaltext des Jakobusbriefes steht Folgendes geschrieben: »Falsches Reden könnte einen Brand verursachen und dadurch das Rad der Geburt erneut auslösen.«

An anderer Stelle steht: »Ich war ein begabtes Kind. Gut wie ich war, kam ich in einen unverdorbenen Leib.« (im Buch der Weisheit).

Das klingt doch sehr nach der Lehre des »Karma«.

Wenn wir uns ansehen, wie die Bibel entstanden ist, wird vielleicht klar, warum die Reinkarnation nicht mehr thematisiert wird. Die Bibel wurde nicht von Gott oder von Jesus verfasst – auch nicht von seinen Jüngern. Sie wurde von Menschen geschrieben, die Jesus niemals begegnet sind. Dabei wurden viele Texte zusammengesucht, es wurde aussortiert, korrigiert und abgeändert und in viele Sprachen übersetzt, was ebenfalls zu Fehlern führt. Die Kirche hat nur einen Teil der großen Vielzahl von Evangelien in die Bibel aufnehmen lassen. Man kann also nicht behaupten, dass diese ein vollständiges Zeugnis von Jesu Lehren abgibt. Es kommt auch immer auf den Autor eines Textes oder Buches an, auf dessen Prägungen und Interpretationen. Wie ich die Bibel verstehe, wird Reinkarnation nicht bestritten – aber auch nicht als Lebensziel gesteckt. Vielmehr bietet sie eine Chance für die Entwicklung der Seele zurück zu Gott. Wenn etwas in einem Leben nicht machbar ist, bekommt der Mensch weitere Möglichkeiten zur Umsetzung in nächsten Leben.

Es war Hieronymus, der den Auftrag bekam, die von der Kirche für gut befundenen Texte und Schriftstücke zu einem einheitlichen Bibeltext zusammenzufassen. Man wollte damit erreichen, dass es nur eine einzige gültige Lehre gab. Dieser Hieronymus schrieb einen Brief über den frühchristlichen Lehrer Origines (185–254 n. Chr.), der seinerzeit die Reinkarnation lehrte. Dessen Meinung nach wechselt die Seele des Menschen den Körper. Eindeutiger kann man Reinkarnation nicht beschreiben. Hieronymus zitierte die Lehre als die Lehre Jesu. Folgendes findet man in den Schriften des Origines:

De principiis I 5,3: »Alle körperlosen und unsichtbaren vernünftigen Geschöpfe gleiten – wenn sie in Nachlässigkeit verfallen – allmählich auf niedere Stufen herab und nehmen Körper an, je nach der Art der Orte, zu denen sie herabsinken. Dabei wechselt er seinen Körper ebenso oft wie er seinen Wohnsitz beim Abstieg vom Himmel zur Erde wechselt.«

Hieronymus musste dieses Wissen in der Bibel weglassen. Er wurde scheinbar sehr stark unter Druck gesetzt und ihm drohte die Todesstrafe, falls er die Texte veröffentlichte.

    Zur Zeit Kaiser Konstantins drohte allen Nichtkatholiken die Todesstrafe. Auch wurden Menschen gefoltert und ermordet, die etwas glaubten und verbreiteten, was der Kirche nicht gefiel. Der spanische Bischof Priscillian von Avilla war ein Mystiker. Er betrachtete das christliche Leben als ständiges Gespräch mit Gott. Er war ein Verfechter der apokryphen Evangelien, die durch die Kirche nicht anerkannt und dadurch auch nicht in die Bibel aufgenommen wurden. Priscillian setzte sich für die Abschaffung der Sklaverei ein, lehrte Reinkarnation und Vegetarismus, wobei er auf die Urchristen verwies, die die Tiere schätzten und achteten. Er strebte ein ethisch hoch stehendes Christentum an, interessierte sich für die Prophetie und übernatürliche Wahrnehmungen und setzte sich für die Gleichberechtigung von Mann und Frau ein. Dafür wurde er im Jahre 385 n. Chr. hingerichtet.

Apokryphen sind religiöse Schriften jüdischer beziehungsweise christlicher Herkunft aus der Zeit zwischen etwa 200 v. Chr. und 400 n. Chr. Auch im Judentum gibt es Schriften, die es nicht in die Bibel geschafft haben – man spricht hier von den sogenannten außenstehenden Büchern. Die Evangelien, die nicht mit in die Bibel aufgenommen wurden, wurden damals verbrannt, soweit man sie gefunden hat. Es wurden aber nicht alle Texte vernichtet, einige Christen versteckten diese Schriften in Höhlen, andere vergruben sie im Wüstensand. Auch das umstrittene Thomasevangelium, das 1945 in Ägypten gefunden wurde, zeugt davon, dass Jesus die Reinkarnation lehrte. Jesus hat demnach den Menschen, die wissen wollten, warum sie sich nicht an frühere Leben erinnern können, geantwortet: »Wenn ihr Bilder seht, die vor euch geworden sind – wie viel davon werdet ihr ertragen?«

Auch ich kann Bilder sehen, die mir die Ursachen für die Leiden der Menschen zeigen. Doch nicht immer ist es mir gestattet, ihnen mitzuteilen, was ich sehe, denn viele Menschen könnten nicht ertragen, was sie in früheren Inkarnationen an Leid in die Welt gebracht haben. Deshalb gehen die Seelen vor der Wiedermenschwerdung auch durch den sogenannten Tunnel des Vergessens. Die Zellerinnerungen an die Ereignisse bleiben jedoch – die Blockaden auch. Nur kann sich der neugeborene Mensch nicht mehr an die vorangegangenen Leben erinnern.

Auch steht über die Vorexistenz, also über Reinkarnation, Folgendes geschrieben: Auf die Frage, warum sich der Mensch nicht an die Vorexistenz erinnern kann, wird folgendes Gleichnis gegeben:

»Und man bringt den Becher mit dem Wasser der Vergessenheit und reicht ihn der Seele und sie trinkt ihn und vergisst. Alle Dinge und alle Orte, an denen sie gegangen war. Und sie werfen sie in einen Körper hinein, zu der er seine Zeit zubringen wird. So hat der Mensch die Chance, sein Menschsein neu und besser zu gestalten.«

Die Seele, der Mensch, kommt automatisch mit den Menschen in Kontakt, die ihn an seine alten Themen führen. Er kann so ohne bewusste Vorbelastung darauf reagieren.

In manchen Passagen der Orthodoxen Bibel wird von Kreislauf, Kreisumläufen oder der Auswechslung von Körpern gesprochen. Es wird beschrieben, dass dies notwendig sei, weil es einer Seele nicht anders möglich sei, wieder in die Höhe des Lichtes zu gehen. Sie muss zurückkehren und einen neuen Körper bekommen, übereinstimmend mit der Art der Sünden, die sie begangen hat. Alles folgt dem Prinzip von Ursache und Wirkung. Jeder Mensch ist also selbst dafür verantwortlich, wo er gerade steht und wohin er sich entwickelt. Deshalb auch der Ausspruch: Man sollte sich lieber Schätze im Himmelreich als auf Erden anhäufen. Es geht dabei nicht darum, dass Reichtum grundsätzlich schlecht ist. Es geht vielmehr darum, dass viele Menschen, um ihn zu bekommen, sich mehr dem Materiellen zuwenden, als zurück zu Gott kommen.

< Das Konzept der Wiedergeburt >

So bekommt ein hochmütiger Mensch im nächsten Leben die besten Voraussetzungen dafür, zu reifen. Laut den Ausführungen gibt es auch in der Zwischenwelt Möglichkeiten, sich weiterzuentwickeln. Doch die meisten Seelen entscheiden sich dazu, wieder zurückzukommen und alles noch einmal zu durchleben.

Auch in der Bergpredigt findet man einen Hinweis auf die Reinkarnation. Dort steht, man solle sich mit seinen Feinden versöhnen, sonst müsse man es in einer anderen Inkarnation machen. Die Möglichkeit einer Wiedergeburt helfe, die Seele zu reinigen: »In meines Vaters Haus hat es viele Wohnungen. Wenn ich einen Platz vorbereitet habe, komme ich wieder, damit auch ihr dort seid, wo ich bin.«

Bei Hiob ist Folgendes zu lesen:

»Die Frevel pflügten und Unheil säten, ernteten es auch ein. Sein Frevel kommt zurück auf sein Haupt.« Und weiter kann man lesen: »Wehe dem Gottlosen, denn nach dem Tun seiner Hände wird ihm vergolten.« Auch findet man Folgendes: »Das hast du zum Lohn für deinen Wandel und dein Tun.« Damit ist aber nicht, wie so oft gedeutet, eine Strafe gemeint. Es sind einfach die göttlichen Gesetze – man wird ernten, was man sät. Die Gebote, die uns Gott an die Hand gegeben hat, um zu ihm zurückzukommen, uns aus unserem Leiden zu befreien, können uns sehr gut dienen, den rechten Weg zu finden. In der Bergpredigt sprach Jesus: »Mit welchem Gericht ihr richtet, werdet ihr gerichtet werden.«

Alles, was vom Menschen ausgeht, kommt auf ihn zurück. Es sei denn, er hat es bereut und ist umgekehrt.

Vielleicht kennen Sie auch folgenden biblischen Ausspruch:

»Was siehst du den Splitter in deines Bruders Auge und wirst nicht gewahr über den Balken in deinem eigenen Auge. Es ist der Splitter im Auge nur eine Projektion des Balkens im eigenen Auge.«

Zeigen Sie nicht mit dem Finger auf andere Personen. Ändern Sie die Perspektive, und schauen Sie auf sich selbst. Das ist Ihre Aufgabe. Urteilen Sie nicht darüber, was ein Mensch wohl alles getan haben muss, damit es ihm nun so geht, wie es ihm geht. Das verwickelt Sie nur noch mehr in Ihr eigenes Leiden. Hochmut wird uns zum Verhängnis, deshalb sollten wir wieder lernen, demütig zu werden. Durch meinen eigenen Lebensweg habe ich sehr viel Demut entwickelt. Dies geschieht, wenn unser Ego durch bestimmte Erfahrungen und Erlebnisse gebrochen wird, in der Regel durch sogenannte schwere Schicksalsschläge, die wir durchleben. Wenn Sie nun Menschen begegnen, die leiden, die es schwer haben, können Sie darüber urteilen und munkeln, warum das so ist, was Sie selbst aber nur herabziehen wird. Sie können sich aber auch einfach in Barmherzigkeit üben und Nächstenhilfe leisten, dann ist beiden Seelen geholfen. Das sind die himmlischen Reichtümer, die wir säen sollten.

Jede Seele kam aus dem Licht von Gott. Durch die Inkarnation bekommen wir die Chance, uns zu läutern, um dorthin zurückzukehren.

Reinkarnation und wie man sich daraus lösen kann

Erst wenn alle Besetzungen gelöst sind, kann der Mensch von der Erde gehen. Er muss nicht weiter inkarnieren und kann wieder in die lichtere Ebene zurückkehren.

Dass viele Menschen dies nicht schaffen, ist auch der Grund dafür, dass momentan etwa 7 Milliarden inkarnierte Seelen auf der Erde leben. Es sind immer wieder dieselben Seelen, die inkarnieren und wiedergeboren werden. Weil das Ego so stark ist, bringt es uns dazu, immer wieder auf die Erde zu kommen – wie schlechte Schüler, die sitzen bleiben. Die Seele strebt zu Gott, aber das Ego bewegt sich von ihm weg. So spricht man ja auch im »Vaterunser«: »… führe uns nicht in Versuchung, sondern erlöse uns von dem Bösen.« Doch der Mensch, beziehungsweise das Ego des Menschen, möchte das verhindern, denn dieses ist es, wovon wir eigentlich erlöst werden möchten.

Es gibt auch erdgebundene Seelen. Diese Seelen hängen so am Irdischen, dass sie nicht in die höheren Ebenen eintreten möchten. Sie bleiben hier – ohne neue irdische Inkarnation. Es dauert lange, bis eine solche Seele weitergehen kann.

In der Stadt, in der ich wohne, wollte man ein Hochhaus bauen. Es sollte 200 Meter hoch werden, konnte allerdings bisher nur bis zur Hälfte fertiggestellt werden, weil jede Firma, die mit dem Bau beauftragt wurde, Konkurs anmeldete. Es wurde festgestellt, dass auf dem Gelände einmal ein Friedhof war. Die Seelen, die dort weilen, werden nie zulassen, dass das Haus fertiggebaut wird. Sie können keinen Frieden schließen, weil sie umgebracht wurden. Man müsste sie mit viel Geduld davon überzeugen, dass sie verzeihen, loslassen und wieder zu Gott gehen.

Wie würden sich die Menschen wohl verhalten, wenn sie wüssten, was sie durch ihre bisherigen Taten alles verursacht haben? Allen Personen, mit denen wir etwas zu klären haben, die wir aber meiden oder gegen die wir sogar Groll, Hass oder Wut hegen, werden wir in unserem nächsten Leben wieder begegnen.

Meiner Meinung nach ist das Verzeihen und Vergeben der einzige Weg, die Energien wieder anzuheben. Ansonsten besteht die Gewaltspirale immer weiter, so lange, bis man sich versöhnt. Deshalb wäre es gut, mit allen Menschen ins Reine zu kommen und sich mit allen Personen und allen Lebenssituationen zu versöhnen. Die meisten Menschen lenken sich aber ab und meiden Personen, die ihnen wehgetan haben. Das Problem wird dadurch nicht gelöst. Stattdessen rate ich Ihnen, Folgendes oft zu tun: Setzen Sie sich hin, und überlegen Sie, welche Eigenschaften Sie an wem nicht leiden können. Vielleicht können sie diesen Personen unter dem Aspekt, dass Sie Ähnliches in früheren Leben auch begangen haben könnten, besser verzeihen und ihre Situation besser annehmen. Beten Sie für Ihre Mitmenschen, die Fehltritte begangen haben, und darum, dass auch Ihnen verziehen wird, was Sie begangen haben. Gehen Sie in das Gefühl. Man kann nicht mit dem Kopf verzeihen – es muss gefühlt werden. Es steht in der Bibel, dass wir ernten, was wir säen. Säen Sie ab heute Gutes.

Menschen kommen folglich auf die Erde, um die Ursache ihrer Leiden zu erkennen, und bekommen die Chance, umzukehren und damit aufzuhören, noch mehr Schuld auf sich zu laden. Das Um-Verzeihung-Bitten und die ehrliche Verhaltensänderung führen aus dem Rad der Wiedergeburt hinaus. Es ist eine Arbeit an einem selbst, die jeder für sich selbst tun sollte. Die Energieanhebung durch meine Behandlungen hilft dabei, dass Ihnen dieser Prozess leichter gelingt.

Menschen kommen folglich auf die Erde, um die Ursache ihrer Leiden zu erkennen, und bekommen die Chance, umzukehren und damit aufzuhören, noch mehr Schuld auf sich zu laden. Das Um-Verzeihung-Bitten und die ehrliche Verhaltensänderung führen aus dem Rad der Wiedergeburt hinaus. Es ist eine Arbeit an einem selbst, die jeder für sich selbst tun sollte. Die Energieanhebung durch meine Behandlungen hilft dabei, dass Ihnen dieser Prozess leichter gelingt.

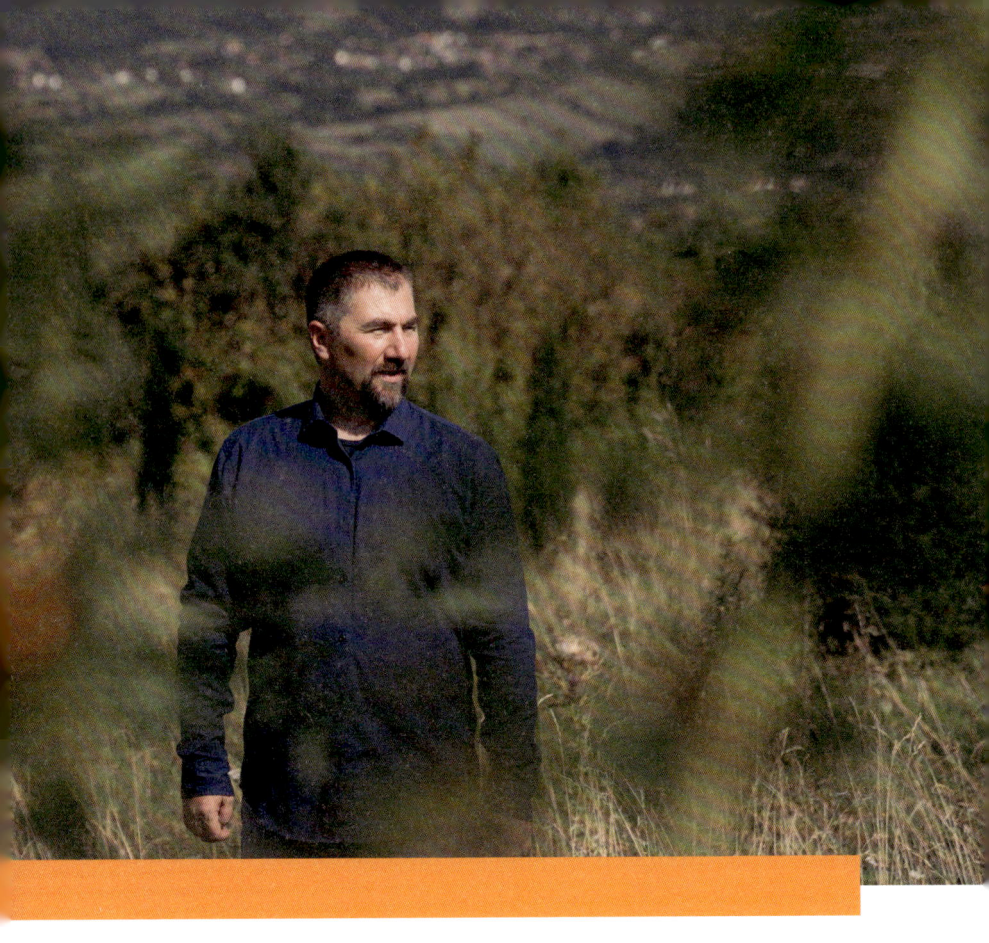

Von Heilung, Magie und Scharlatanen

Manch einer denkt, dass die Fähigkeit, heilen zu können, etwas Magisches ist. Sie glauben an Magie, Wunder, Zauber etc. Doch damit hat es nichts zu tun, wenngleich Magie in vielen Bereichen wirklich funktioniert. Zudem macht der Begriff »Magie« vielen Menschen Angst, denn er wird seit jeher mit dem Bösen gleichgesetzt. Wer Magie ausübte, wurde als Zauberer oder Hexe bezeichnet. Das wurde uns schon durch die vielen Märchen tief ins Unterbewusstsein eingepflanzt. Suchte man in früheren Zeiten Schuldige für Unglücksfälle, Krankheiten an Mensch und Vieh sowie die hohe Kindersterblichkeit, traf es, wenn man Gott selbst nicht zum Schuldigen machte, meist Frauen, die dann oft als Hexen bezeichnet wurden.

Amulette (Kreuze, Steine, »Fatimas Hand«, »Das Auge des Horus« u. a.) sollen vor schlechten Einflüssen schützen. Der Glaube an die Macht der Worte gehört ebenso in den Bereich der Magie wie das Aufsagen von Mantras und das Beten des »Vaterunser« oder anderer Gebete christlichen Inhalts in Gefahrensituationen, das Kerzenanzünden, Kreuzschlagen, jemanden oder etwas zu segnen und noch vieles andere, dessen wahre Hintergründe uns gar nicht mehr bewusst sind.

Die katholische und viel mehr noch die orthodoxe Kirche leben förmlich von magischen Ritualen – angefangen bei den priesterlichen Gewändern, den Ikonen und Bildern, dem Kreuz, dem Weihwasser und dem Weihrauch bis hin zu den Sakramenten. Es sind Worte, Handlungen und Hilfsmittel, die eine Verbindung zur Transzendenz schaffen sollen. Es klingt möglicherweise blasphemisch, weil im christlichen/kirchlichen Umfeld schon allein das Wort »Magie« und alles, was damit in Zusammenhang gebracht wird, per se satanisch und somit verboten ist. Dafür gibt es vornehmlich im Alten Testament Belege.

Magie ist aber zunächst neutral. Es ist der Mensch, der sie mit positiver oder negativer Intention benutzt. Religion und Magie haben viele Schnittstellen, ihre Praktiken sind in vielen Bereichen ähnlich und miteinander verflochten. Übernatürliche Kräfte spielen in beiden Bereichen eine Rolle. So lassen sich in allen religiösen Systemen auch heute noch magische Elemente finden, u. a. im Hinduismus, im buddhistischen Tantra, im ostasiatischen Dao, im tibetischen Bön, im afrikanischen Voodoo ebenso wie im Huna der hawaiianischen Inseln und im Schamanismus, in der Wicca-Religion und dem Neo-Druidentum, um nur einige zu nennen. In alten Kulturen war die Magieausübung auch Aufgabe der Priester und Priesterinnen.

Doch das Heilen hat nichts damit zu tun. Es scheint vielleicht magisch, doch handelt es sich dabei »lediglich« um die Übertragung der göttlichen Energie auf die Menschen. Die Blockaden werden gelöst, Körper, Geist und Seele können in Einklang kommen.

Neben Ärzten und alternativmedizinisch arbeitenden Heilkundigen (heute Heilpraktiker) gab es auch schon immer das sogenannte Geistheilen, was ein Oberbegriff für eine Vielzahl unterschiedlicher Behandlungsmethoden ist, die sich nicht in die wissenschaftliche Medizin oder die klassische Psychotherapie einordnen lassen. Wohl die meisten, die sich als Geistheiler verstehen, kommen ganz ohne materielle Hilfsmittel aus. Ihre Methode besteht lediglich im Handauflegen.

Prinzipiell hat jeder Mensch »heilende Hände« und benutzt sie auch ganz automatisch. Schmerzt eine Stelle am Körper, legt man fast reflexartig die Hand darauf. Ebenso macht es eine Mutter, deren Kind sich wehgetan hat. Jeder Mensch ist an die kollektive, universelle Schöpferkraft Gottes angebunden, ob er es weiß oder nicht.

Darüber hinaus gibt es besonders begabte Menschen, die über große natürliche Fähigkeiten im Heilen verfügen. Sie besitzen dann ein besonders starkes Energie- oder Magnetfeld, das sie zum Heilen einsetzen können. Andere besitzen eine große Willens- und Konzentrationskraft, durch die sie sogar Materie verändern können und dadurch Heilung ermöglichen. Letztere sind eher seltene Ausnahmen.

Die meisten geistigen Heiler öffnen sich für die universelle beziehungsweise göttliche heilende Kraft, während sie die Hände auflegen. Fast alle verfügen über ein hohes Maß an Empathie und/oder Hellsichtigkeit, die es ihnen ermöglicht, sich in den Patienten und dessen Leiden einzufühlen und intuitiv zu »wissen«, wo es hakt. Unabdingbar ist, dass der Heiler absolutes Vertrauen in sich selbst und damit in eine höhere Kraft hat, die alles mit allem verbindet und letztlich eine Heilung bewirken kann.

Heiler und Schamanen

In wahrscheinlich allen Kulturen rund um den Globus gab es Heiler und Schamanen, in vielen gibt es sie noch immer. Meist handelt es sich um jemanden, der über Heilwissen verfügt, oft ist es auch eine ganze Familie, die dieses Wissen hat. Das deutet darauf hin, dass ein Schamane von Kind an geschult und in das Wissen der Energien und physischen Heilmittel aus Pflanzen und Tieren eingeweiht wird. Manche dieser Schulungsprozesse beinhalten sogar einen mehrjährigen Aufenthalt allein in der Natur, um ein besseres Verständnis und eine bessere Verbindung zu ihr herzustellen. Schamanen (der Begriff soll hier auch Heiler einschließen) arbeiten mit der sichtbaren und der unsichtbaren Welt. Sie begeben sich auf schamanische Reisen und nutzen ihr Wissen um die Ahnen, aber auch um Pflanzen und deren Anwendung. Sie können »Sehende« sein oder »Wissende«. Das Spektrum der Heilung ist sehr groß, und es umfasst zahlreiche Aspekte von der Wahrheitsschau bis hin zu Behandlungen. Schamanen, in unseren Breiten eher Kräuterwissende, Druiden oder sogar Hexen genannt, wurden aufgesucht, wenn die üblichen Hausmittel versagten. Aus dem jahrhundertelang mündlich weitergegebenen Wissen konnte schließlich erst die Schulmedizin entstehen. Sie schafft eine wissenschaftliche Basis für den Bereich der Heilung, indem sie bewährte Pflanzen testet und die erkannten Wirkstoffe isoliert in Medikamente verpackt. Unzähligen Studien über verschiedenste Wirkungen, Nebenwirkungen und Besonderheiten verdanken wir das heutige Wissen, das nachlesbar beziehungsweise für jeden Interessierten erlernbar ist. So konnte vieles strukturiert und auch mithilfe von Tierversuchen in seinen Risiken minimiert werden. Die Medizin hat einen unglaublichen Pool an Wissen angesammelt, und täglich wird auf der ganzen Welt weiter geforscht. Ergebnisse können dank des Internets in Sekunden geteilt und abgerufen werden. Die Wissenschaft und das Nachweisbare, Reproduzierbare haben uns in unserem Heilwissen enorm vorangebracht, und wir profitieren jeden Tag davon.

Dennoch ist es so, dass zum Beispiel in einer Pflanze teilweise Hunderte Stoffe vorhanden sind, die zusammenwirken oder auch nicht. Vieles wissen wir noch nicht, und es würde Jahrhunderte dauern, alle Pflanzen und ihre Inhaltsstoffe zu prüfen und zu testen. Wir wissen mittlerweile, dass manchmal die exakte Kombination von Stoffen notwendig ist, um eine Wirkung zu erzielen. Nicht nur das, manchmal braucht es sogar die ursprüngliche Kombination – wie von der Natur erschaffen. Man kann zwar die einzelnen Inhaltsstoffe von Meerwasser zusammenbringen, Meeresfische überleben aber trotzdem nicht darin, es sei denn, es enthält zumindest einen geringen Anteil von ursprünglichem Meerwasser. Wie kann das sein? Das hat aus meiner Sicht damit zu tun, dass die Wissenschaft Grenzen hat und Gott und seine Schöpfung in ihrer Vollkommenheit über allem stehen.

Ich freue mich, wenn Schamanismus als der ursprüngliche Heilweg und die klassische Medizin als der moderne Heilweg wieder mehr zusammenfinden. Und ich schätze Wissenschaftler und alle, die forschen, um Menschen, auf welche Art auch immer, Hilfestellung zu geben, eine Verbesserung der Umstände, ein leichteres Leben oder sogar Heilung ihres Leids zu erreichen. Gemeinsam lässt sich mehr erreichen. Wenn das Ziel das gleiche ist, können wir verschiedene Wege dahin kombinieren, um den Menschen noch besser zu helfen.

Gott findet sich nicht nur im Gebet und in der Kirche, sondern auch in der Medizin.

―――――――

Meiner Erfahrung nach suchen Menschen nach Harmonie und Heilung. Ihre inneren Kräfte treiben sie an, Wege aus der Not zu finden. Bei ihrer Suche vergehen aber oft Monate oder gar Jahre. Und während sich die Beschwerden stetig verstärken, lassen die eigenen Kräfte nach. Aus den einstigen Hürden können so schier unüberwindliche Hindernisse werden.

―――――――

―――――――

Die gute Nachricht ist: Das muss nicht so sein. Selbst wenn es bereits so weit gekommen ist, bedeutet dies nicht: Endstation »Leid«. Dabei ist es nicht entscheidend, ob Sie an körperlichen oder seelischen Beschwerden leiden. Für mich ist jeder Mensch, der leidet, nicht krank im schulmedizinischen Sinn, sondern befindet sich in einer energetischen Disharmonie, die aufgelöst werden kann. Gesundheitliche Störungen dienen als Zeichen zur Besinnung und Umkehr.

―――――――

Alternative Heilkunst und Parapsychologie

Ich selbst bezeichne mich nicht nur als Heiler, sondern auch als Parapsychologen. Ein Begriff, der manchen Menschen aus Unverständnis Angst macht. Alles, was der Mensch nicht kennt und nicht zuordnen kann, was ihm mystisch erscheint, mag zunächst beängstigend auf ihn wirken. Deshalb ein kleiner Exkurs: Begriffe wie feinstoffliche Energie, Energiefelder oder auch morphogenetische Felder, Qi, Prana, Chakras, Aura, Meridiane und noch viele weitere werden hierzulande oft verlacht oder in die esoterische Ecke gestellt. Die Naturwissenschaft nimmt sie nicht ernst. Leider werden auch Wissenschaftler, die den Mut haben, sich mit »unorthodoxen« Themen zu befassen, von Kollegen zumindest belächelt, und ihre Forschungsergebnisse werden schlichtweg abgelehnt, obwohl diese Themen in anderen Kulturkreisen seit Jahrtausenden selbstverständlicher Bestandteil der Erfahrungswelt sind.

Neue beziehungsweise ungewöhnliche Gedanken haben es in der Wissenschaft nicht leicht. Besonders Parapsychologen wurden und werden häufig nicht ernst genommen. Sie weisen jedoch darauf hin, dass es in allen Kulturen und zu allen historischen Epochen Phänomene gab und gibt, die sich mit den herkömmlichen wissenschaftlichen Methoden bislang noch nicht schlüssig beweisen lassen. Dazu zählen unter anderem: Telepathie, Hellsehen, Präkognition (Vorauswissen von Geschehnissen), Visionen, Materialisation und Dematerialisation, Psychokinese (Bewegen von Gegenständen nur mit Gedankenkraft), wunderbare Krankenheilungen bis hin zur Erweckung von vermeintlich »Toten« (deren »Silberschnur« noch nicht ganz getrennt ist – ansonsten wäre eine Wiederbelebung nicht mehr möglich, es würde den göttlichen Gesetzen widersprechen). Auch die sogenannten Totenerweckungen durch Jesus, die in der Bibel erwähnt werden, sind vor diesem Hintergrund zu verstehen.

Parapsychologen untersuchen diese Phänomene mit physikalischen und psychologischen Methoden, um eventuelle Gesetzmäßigkeiten und Erklärungen herauszufinden.

Aufgrund meiner angeborenen Begabungen der Hellsichtigkeit und Hellfühligkeit beschäftige ich mich sehr gern mit solchen Dingen und dem Menschen im Zusammenhang mit dem großen Ganzen. Deshalb fühle ich mich auch der Astrologie so verbunden. Der Mensch ist ein komplexes Wesen und nicht nur ein Körper, der »repariert« werden kann und dann wieder »funktioniert«. Die Psyche beziehungsweise die Seele braucht mindestens genauso viel Zuwendung, um einen Heilungsprozess in Gang zu setzen. Und dies lässt sich sogar astrologisch erkennen.

Astrologie

Wenn ich mich neben meiner Arbeit mit noch etwas beschäftige, dann ist das die Astrologie. In einer Zeit, in der viele Menschen die Orientierung zu verlieren scheinen – oder sie schon lange verloren haben –, kann sie ihnen als Orientierungshilfe dienen. Vielleicht wundern sich einige Leserinnen oder Leser darüber, dass ich auf der einen Seite eine sehr christliche Einstellung habe und mich auf der anderen Seite mit Astrologie beschäftige. Die Astrologie wird von manchen Christen ja sogar verteufelt. Ich finde die Zusam-

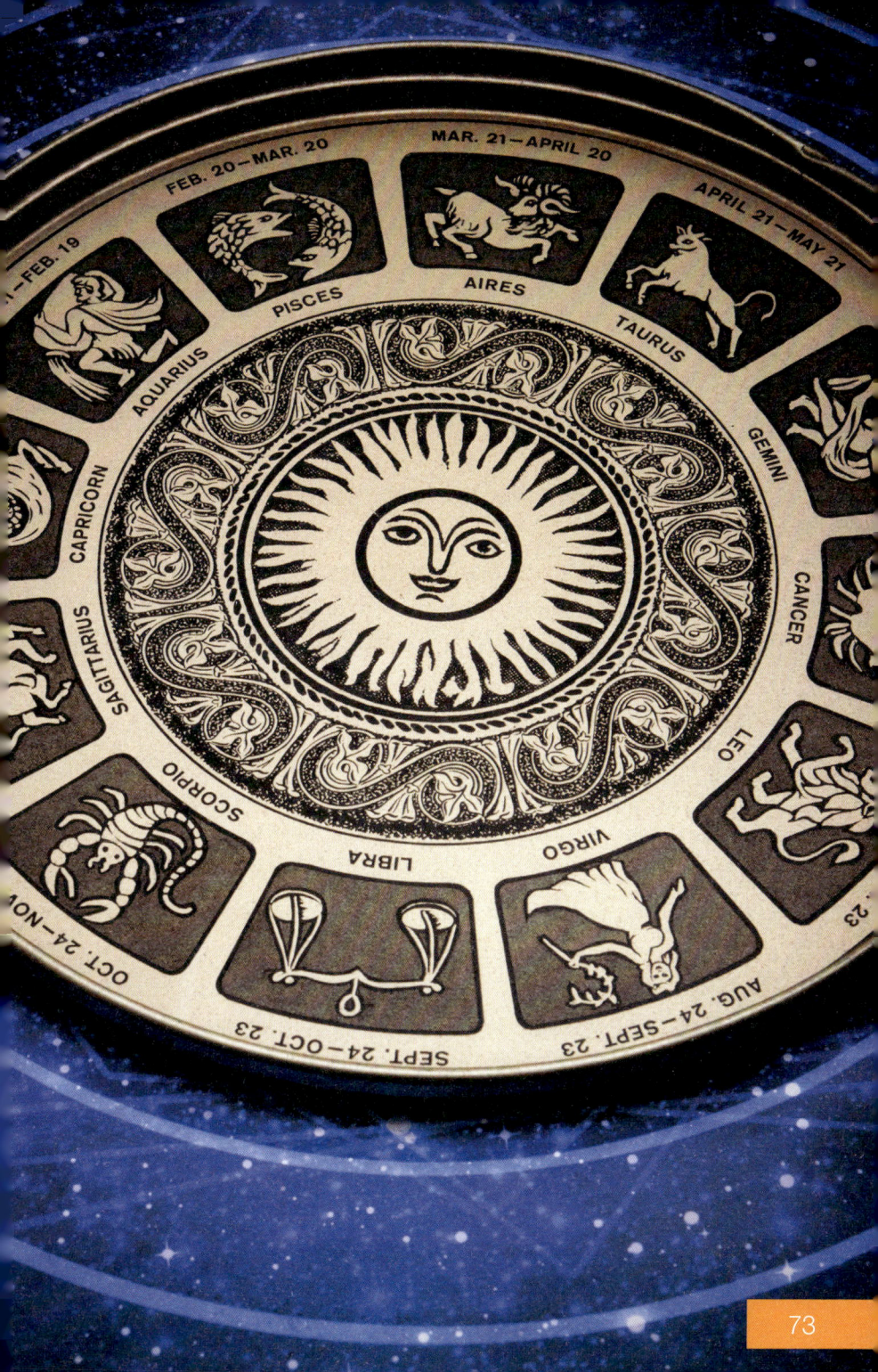

menhänge, die ich sehe, sehr spannend, und wenn ich im Nachhinein astrologische Vergleiche anstelle, werden mir meine Visionen bestätigt, und vieles wird noch klarer. Der große Zusammenhang wird deutlich. Das Judentum, aus dem sich das Christentum entwickelt hat, erkannte bereits, dass die Astrologie den Menschen sowohl seine Fähigkeiten und Talente als auch seine Herausforderungen und Gefährdungen aufzeigen und ihnen dadurch Orientierung bieten kann. Astrologie zeigt allerdings nur das Potenzial, die Chancen und mögliche Hindernisse auf. Sie gibt nie den einen Weg vor. Das Problem bei der Astrologie ist allerdings oft, dass die Menschen aus Angst vor der Zukunft, mangelndem Vertrauen in den Fluss des Lebens und aus blanker Neugier nicht mehr frei ihr Leben leben, sondern alles im Voraus wissen möchten. Das hat nichts mit dem Vertrauen ins Leben, dem Glauben an das Gute und daran, von Gott behütet und geführt zu werden, zu tun. Die Menschen blockieren sich dadurch oft eher selbst und verhindern, dass Gutes in ihr Leben kommen kann. So wende ich die Astrologie nicht an. Ich finde es lediglich interessant, die Zusammenhänge im großen Ganzen zu erkennen und am Leben zu »forschen«. Darin erkenne ich immer wieder die Großartigkeit von Gottes Schöpfung. Solche Astrologie hat rein gar nichts mit den Horoskopen in Zeitungen und Boulevardmagazinen zu tun. Schon C.G. Jung beschäftigte sich mit der Astrologie und ließ diese in seine Tiefenpsychologie mit einfließen. Im Geburtshoroskop kann man sowohl Talente und Fähigkeiten erkennen als auch Prägungen der Umwelt und Blockaden, die durch das frühere Umfeld entstanden sind. Auch »Mitgebrachtes« aus früheren Leben ist ersichtlich und, wie sich der Mensch entwickelt, wenn er diese Blockaden lösen kann.

Wenn wir geboren werden, haben wir noch keine vollständige »Schutzhülle« um uns aufgebaut, die uns von der Außenwelt abgrenzt. Man könnte sagen, die Aura ist noch nicht vollständig da. Dadurch prägt uns die erste Lebensminute besonders stark.

Der Mensch ist folglich nicht nur mit seinen Mitmenschen, der Umwelt, den Ahnen und seiner Umgebung verbunden, er wird auch geprägt durch die Sternenkonstellation zum Zeitpunkt seiner Geburt. Ich finde diesen großen Zusammenhang sehr interessant. Man sieht, wie perfekt das Leben und die Situationen, die in unserem Leben auftreten, aufeinander abgestimmt sind. Es ist einfach beeindruckend, wenn man die Größe des Universums in jedem von uns wiederfindet. Im Prinzip könnte man sagen, der Mensch erfährt sich als Abbild des Universums – er trägt alles in sich. Die Astrologie kann folglich eine Tendenz aufzeigen. Der Mensch hat von Gott die Freiheit bekommen, sich darauf einzustimmen und sich dadurch weiterzuentwickeln, sein Potenzial zu entfalten. Er hat aber auch die Möglichkeit, sich dagegen zu wehren – was nach meiner Ansicht zu Erkrankungen und neuen Blockaden führt, denn die Seele strebt immer die Entwicklung an.

Beruf oder Berufung

Die Gabe, zu heilen, hat für mich nichts mit Esoterik zu tun, auch nichts mit Märchen oder einer blühenden Fantasie. Gute Heiler können durchaus sehr viel bewirken. Die Ärzte, mit denen ich zusammenarbeite und die meine Behandlungserfolge schulmedizinisch nachprüften, können das bestätigen. Im Laufe meiner Heiltätigkeit habe ich bereits vielen Schwerkranken helfen können. Aber dazu später mehr.

Auf dem Sektor werden inzwischen verschiedenste Kurse angeboten, die in kürzester Zeit die Entwicklung eines hohen Heilpotenzials versprechen. Gerade in unserer schnelllebigen Zeit sind viele Menschen rasch für solche Methoden zu begeistern und glauben an die Versprechen, denen zufolge sie nahezu über Nacht selbst stark wirkende Heilkräfte erwerben sollen. Im Zuge der vermeintlichen spirituellen Weiterentwicklung während des Kurses werden in diesen Menschen Fantasien wach, die sie mit Visionen verwechseln. Aus Hoffnung und oft auch aufgrund eines großen Egos sind sie bald der Überzeugung, an hocheffektive Energiequellen angeschlossen zu sein. Wie in allen Bereichen des Lebens sind Wahrheit und Illusion oft schwer voneinander zu unterscheiden. Es ist daher wichtig, den Menschen Mittel und Wege an die Hand zu geben, wie sie wahre Heiler von Scharlatanen und Trittbrettfahrern unterscheiden können.

Doch wie ist es möglich, zu erkennen, ob jemand den Heilberuf mit Leib und Seele erfolgreich ausführt und in der Lage ist, Heilung zu bewirken, oder ob lediglich seine Einbildung und leider oft auch seine Geldgier ihn selbst täuschen?

Zunächst sei gesagt, dass der Heilberuf eine Berufung ist. In der Regel beginnt diese Berufung mit einer oder mehreren angeborenen Gaben der Hypersensibilität, durch die der Betreffende schon früh einen tieferen Einblick in die Welt und seine Menschen erhält. Eine derart angeborene Gabe ist meist verbunden mit lebenslangen Studien zur Verfeinerung dieser Fähigkeiten. Es versteht sich, dass eine angeborene Gabe nicht vergleichbar ist mit einem peripheren Wissen, das in aller Kürze angeeignet wurde.

Eine intensive und wirksame Heilkraft ist nur wenigen Menschen gegeben. Sie erkennen Personen, die diese Gabe haben, daran, dass sie nur wenige Worte benötigen und keine spezielle Inszenierung ihres Könnens. Hüten Sie sich vor Menschen, die Ihnen große Initiationsgeschichten unterbreiten! Der wahre Heiler überzeugt durch seine Taten und positiven Ergebnisse, nicht durch seine Worte oder eine Show, die er abzieht. Das Ergebnis sind zufriedene und gesunde Klienten.

Zuletzt sollten Sie als Klient durchaus kritisch die dargebrachte Heilleistung betrachten und sich nicht von leeren Versprechungen blenden lassen. Vertrauen Sie dabei nicht zuletzt auf ihr Gefühl und darauf, ob sie Aufrichtigkeit und bodenständige Ehrlichkeit bei ihrem Gegenüber wahrnehmen.

Heilen ist Herzenssache. Wenn es nicht die Berufung eines Menschen ist, Heilenergie zu übertragen, dann kommt die Motivation für diesen Beruf aus dem Ego. Das kann auf Dauer nicht gut gehen, weil der Heiler, der nicht dazu berufen ist, seine eigene Energie anzapft und nach einiger Zeit – mag es Jahre dauern – ebenfalls krank wird.

Berufung als Leidenschaft

Befasst man sich mit den Biografien von Heilern und Heilerinnen, so fällt auf, dass bei einem hohen Prozentsatz der »Gabe des Heilens« schwere Zeiten, oft verbunden mit eigener Krankheit, vorausgingen. Nicht selten, so berichten sie, kam es auf dem Höhepunkt einer Krise zu einer tief greifenden spirituellen Erfahrung, die ihre eigene Heilung einleitete.

Selbst wenn die Begabung schon früh im Leben erkannt wurde, so blieb auch diesen Menschen die Erfahrung seelischer und körperlicher Schmerzen fast nie erspart. Offensichtlich gehört es zum Heiler dazu, selbst Schweres durchzumachen, um Mitgefühl für die Leiden der Patienten entwickeln zu können. So war es auch bei mir. Ich habe wenige Menschen getroffen, die so krank waren, wie ich es war. Ich wollte nicht mehr leben und flehte sogar darum, sterben zu dürfen. Doch statt zu sterben, wurde ich heil. Und dann kam das Vertrauen. Eine Stimme in mir, die mir sagte: Hey, ich war schon mal tot, aber Gott wollte mich nicht.

Ich liebe es, Menschen begleiten zu dürfen. Es mag sich seltsam anhören, aber ich liebe in gewisser Weise auch das Leid, denn man kann sich dadurch viel besser selbst erfahren. Und dank der Prägung durch meine Vergangenheit kann ich mich so intensiv in Menschen einfühlen.

Wenn du jeden Schmerz gespürt hast und alle Tränen geweint hast, wenn sie Tropfen für Tropfen auf dein Herz gefallen sind – dann kommt die Weisheit.

Leiden bedeutet auch Lernen. Durch schwierige Zeiten kann man besser den Weg zu Gott finden. Wenn es mir zu gut geht und ich bete, ist keine Energie dahinter. Ich möchte glücklich sein, beruflich erfolgreich etc., aber es geht um nichts »Lebensbedrohliches«, deshalb sind solche Gebete eher schwach und kraftlos.

Ich persönlich leide jeden Tag. Ich leide mit allen Menschen, die zu mir kommen, und ich tue es gern für sie. Ich habe Rückenschmerzen, empfinde Trauer, habe Ängste, Angst vor Menschen, Druck in den Augen etc. Ich fange all die Leiden auf. Damit Gott meine Gebete erhört, muss ich in die Knie gehen. Deshalb bitte ich um die Gesundung – nicht, wie andere eine gute Fee bitten, sondern aus dem Leiden heraus.

Auf Dauer vertieft sich dadurch die Seele beziehungsweise das Herz. Nur mit dieser Tiefe im Herzen und, wenn ich jeden Menschen, der leidet, so sehe, als wäre es ein Verwandter von mir, kann ich helfen. Meine Klienten haben weniger Leid und können dadurch besser loslassen.

Die Hand ist der verlängerte Arm des Herzens. Das bedeutet, dass man alles, was man tut, aus vollem Herzen und mit Liebe tun sollte. Beruflich, privat wie auch unserer Umwelt gegenüber gelingen unsere Vorhaben besser, wenn wir aus tiefstem Herzen handeln, weil unsere Mitmenschen spüren, mit welcher energetischen Intention wir uns unseren Aufgaben widmen. Daher ist die Symbiose von Herz und Hand besonders wichtig für ein glückliches Leben.

Herz und Hand, Gefühl und Tat müssen auf ganz besondere Weise gemeinsam agieren, wenn sich ein Mensch für das Leid anderer öffnet, dieses nicht nur in sich aufnimmt, sondern auch mitträgt. Das Problem des anderen zu seinem eigenen zu machen und mit Ernsthaftigkeit und Ausdauer zu handeln, als ginge es um das eigene Leben, ist dabei der zentrale Motor für eine adäquate und dauerhaft wirksame Lösung. Wer sich berufen fühlt, gibt Herz und Hand für den Leidenden hin, und diese Kraft strahlt aus in die Welt als Erfolg.

Doch kann man Heilen als Beruf erlernen? Viele Menschen, die durch die Schulmedizin keine Hilfe finden und den alternativen Weg einschlagen, wollen bald ebenfalls Heiler werden. Es ist nur menschlich, dass sie selbst auch helfen wollen und eine entsprechende Ausbildung in einem Kurs absolvieren. Doch etliche von ihnen sind weder an Gott angebunden, noch haben sie spirituelles Wachstum erlangt, ehe sie weitere Menschen »belehren« wollen. Es geht dabei so viel Weisheit verloren. Ich finde das sehr schade, denn Kritiker der alternativen Heilkunst haben es dadurch leichter, alles in eine Schublade zu stecken und als Hokuspokus abzutun.

Ich fordere immer wieder Ärzte und Wissenschaftler zur Zusammenarbeit auf, damit die alternative Heilkunst irgendwann auch durch die Schulmedizin anerkannt wird.

Vielleicht ist es so, dass es Menschen gibt, deren Lebensaufgabe oder karmische Bestimmung es ist, ein Heiler zu sein. Sie bringen die Gabe dazu bereits in dieses Leben mit. Das sind dann »Könner« auf diesem Gebiet. Entschließt sich dagegen ein Mensch, Geistheilung in Seminaren zu lernen (ich stelle nicht in Abrede, dass es sehr qualifizierte Ausbildungen gibt), und es gehört nicht zu seiner primären Lebensaufgabe, so wird er vermutlich zu den weniger Begabten auf diesem Sektor gehören. Natürlich besitzt jeder Mensch grundsätzlich heilende Hände – nur ist die Intensität unterschiedlich ausgeprägt.

Ein Arzt hat ein aufwendiges Medizinstudium absolviert und sich ein fundiertes Wissen über Krankheiten und Heilmethoden angeeignet. Dass dies ganz wichtig ist, steht außer Frage. Aber macht das allein jemanden zu einem »guten« Arzt? Ich denke, dazu gehören noch andere Faktoren als das reine Verstandeswissen. Bei einem Geistheiler oder energetischen Heiler sind medizinische und psychologische Grundkenntnisse bestimmt wünschenswert. Die kann man lernen. Aber die eigentliche Arbeit eines Heilers bewegt sich auf einer anderen Ebene als die eines Arztes. Man könnte sagen, auf einer feinstofflichen oder geistigen Ebene, die nicht viel oder gar nichts mit dem Verstand zu tun hat.

---

*Es gibt aktuell sehr viele faule Leute.
Alles muss »easy« sein. Doch kaum jemand verfügt heutzutage noch über eine Tiefe.
Dadurch werden die Menschen durch Kleinigkeiten aus der Bahn geworfen.*

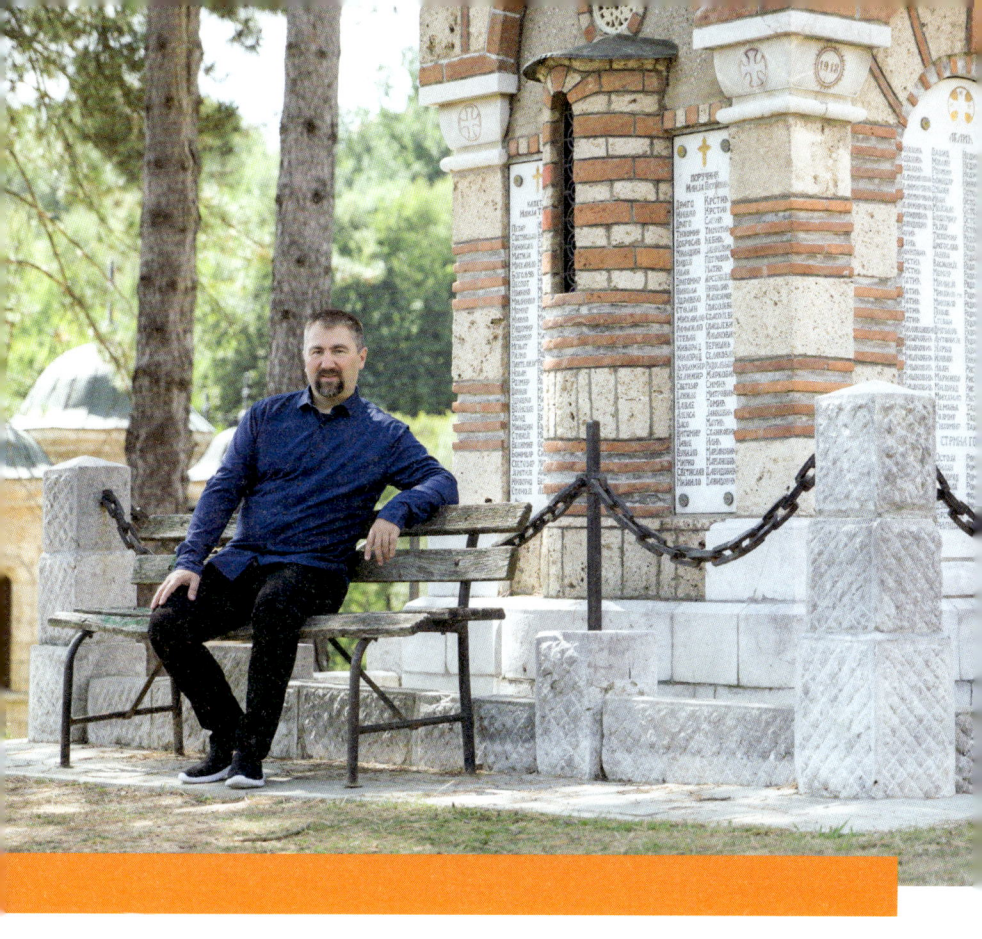

Heil werden auf allen Ebenen

Wie Krankheiten entstehen

Jeder Mensch trägt energetische Blockaden mit sich. Sie sind bereits in uns angelegt, wenn wir auf die Welt kommen, genau wie unsere Talente und unser Potenzial. Wir bringen die Blockaden auch aus anderen Inkarnationen mit, wenn sie in einem früheren Leben noch nicht aufgelöst wurden, und müssen sie so lange mit uns tragen, bis wir sie erkennen und verwandeln. Falls Sie nicht an frühere Inkarnationen glauben, bitte ich Sie, das einfach so stehen zu lassen. Jetzt möchte ich erklären, wie es von der energetischen Blockade zur Krankheit kommt.

Wie wirken Blockaden?

Wenn Sie körperlich gesund sind, werden Sie mir vielleicht sogar widersprechen und leugnen, dass Sie Blockaden mit sich tragen. Doch kein Mensch ist frei davon, sonst wäre er nicht hier auf Erden inkarniert. Um mit einer Blockade leben zu können, werden oft bestimmte Verhaltensmuster entwickelt, die diese Blockade kaschieren oder dem Menschen sogar suggerieren, er hätte sie schon längst aufgelöst. Doch diese emotional erlebten Muster können nicht allein durch positives Denken aufgelöst oder durch ein neues Verhaltensprogramm, wie es z. B. oft in der NLP oder der Hypnose praktiziert wird, überspielt werden. Die Blockaden müssen energetisch gelöst werden, und das geht nur dadurch, dass sie gefühlt werden. Da das in der Regel unangenehm für den Menschen ist, wird er vermeiden, in solch eine Situation zu geraten, in der er die Blockade fühlen muss. Nehmen wir an, es handelt sich um eine schlechte Erfahrung, die ein Mensch in einer Beziehung erlebt hat. Dies kann dazu führen, dass er sich überhaupt nicht mehr auf eine Partnerschaft einlässt. Ob er nun glaubt, er sei so hoch entwickelt, dass er keine Beziehung mehr braucht, oder ob er nur noch Personen in sein Leben zieht, die ebenfalls beziehungsunfähig geworden sind, spielt dabei keine Rolle. Das angeeignete Muster hat Macht über das Leben des Menschen bekommen und hält ihn fern von der Erfahrung einer neuen Beziehung. Leider bleibt dieses Programm so lange bestehen, bis es aufgelöst wird. Das allerdings schaffen die wenigsten Menschen allein. Viele Therapieformen sind ebenfalls ungeeignet, da sie das Problem nur kaschieren und nicht lösen. So kann es sein, dass jemand Jahre oder gar Jahrzehnte seines Lebens verschwendet und letzten Endes niemals die Blockade löst. Denn irgendwann ist dieses Verhaltensmuster – oder Glaubensmuster – so verfestigt, dass er meint, es sei ein Teil von ihm. Er glaubt nicht, daran irgendetwas ändern zu können. Diese emotionalen Belastungen können zusätzlich Erkrankungen nach sich ziehen. Meiner Erfahrung nach zeigen sich beispielsweise Partnerschaftsprobleme im Unterleib und im Herzbereich, können aber auch in einer Depression enden. Nicht umsonst heißt es »Herzschmerz« oder »Jemand hat ein gebrochenes Herz«. Auf ein paar Hintergründe von gängigen Erkrankungen möchte ich an späterer Stelle zu sprechen kommen.

Allerdings möchte ich auch deutlich machen, dass die reine Erkenntnis den Heilungsprozess noch lange nicht in Gang setzt. Wäre das so, wären alle nach dem Lesen von Büchern oder nach einem Vortrag zu ihrem Thema sofort gesund. Damit soll lediglich zum Nachdenken angeregt werden, was im Leben verändert werden könnte, damit es einem besser geht, und die Zusammenhänge von Leben, Blockaden und der Erkrankung sollen erklärt werden.

Viele körperlich gesunde Menschen leugnen, dass sie destruktive Muster besitzen. Sie sehen sie als persönliche Eigenschaften oder den eigenen Charakter an. Doch das ist nur ein Trick des Egos, das immer die Entwicklung eines Menschen verhindern möchte. Doch wir sind inkarniert, um uns zu entwickeln und zu wachsen. Und alles, was wir erleben, hinterlässt Spuren – zunächst in der feinstofflichen Welt, später dann auch in der grobstofflichen. Alle positiven, aber auch alle negativen Erfahrungen und Erlebnisse sind wie kleine Stempel, die uns prägen. Wenn wir etwas Unschönes erleben, werden wir versuchen, es so gut wie möglich zu verdrängen. Dieser Verdrängungsmechanismus ist manchmal sogar notwendig, um nach einem schweren Trauma weiterleben zu können. Das Erlebte wird dann automatisch vergessen, es geschieht nicht einmal willentlich. Im Unterbewusstsein vergraben, wirkt es aber weiter und beeinflusst den Menschen in seinen Gefühlen, im Reden und Handeln. Die Verletzungen der Seele kommen manchmal erst viel später über Wutausbrüche oder auch über Panik- und Angstattacken ans Tageslicht, die dann nicht nachvollzogen werden können. Das Verdrängte kann sich so tief eingraben, dass daraus ernsthafte Erkrankungen entstehen. Alles, was uns Menschen emotional zusetzt und nicht aufgelöst wird, verdichtet sich und führt früher oder später zu Erkrankungen, Angstzuständen oder anderen Symptomen. Durch meine angeborene Gabe der Hellsichtigkeit und Hellfühligkeit kann ich die Krankheitsursachen bei dem Menschen erkennen.

Durch Blockaden unbewusst entwickelte Verhaltensmuster halten den Menschen von seinem eigenen Glück ab. Wenn wir uns den Lebensweg als eine Wegstrecke vorstellen, auf der wir uns bestimmte Ziele und Ereignisse vorgegeben haben, dann ist es, als würden wir im Navi »Autobahn vermeiden« eingeben und mit dieser Einstellung quer durchs Land reisen, an den angestrebten Zielen vorbei. Wenn unser Lebensziel beispielsweise auf einem anderen Kontinent liegt, wir aufgrund einer Blockade aber nicht fliegen wollen, dann werden wir den Kontinent nie besuchen können und nie wirklich »ankommen«. Das Problem dabei ist: Wir haben längst vergessen, was wir alles nie wieder erleben möchten.

Vielleicht möchten Sie sich einmal in Ruhe hinsetzen und überlegen, wo Ihre Blockaden sitzen könnten. Machen Sie sich einfach einmal Gedanken darüber, was Sie nicht mehr erleben möchten. Was möchten Sie nicht mehr sehen, fühlen, gesagt bekommen? Nehmen Sie sich ausreichend Zeit dafür, es ist ein wichtiger Prozess. Wichtig sind auch die Themen, die Sie immer wieder beschäftigen, und die Situationen, in die Sie immer wieder geraten. Aus ihnen entwickelt der Mensch oft diverse Glaubensmuster über sich selbst oder über Personen beziehungsweise bestimmte Menschengruppen. Doch diese Glaubensmuster entsprechen niemals der Wahrheit. Es ist ebenfalls ein Trick des Unterbewussten, um die Blockade nicht zu sehen und somit den Schmerz, der ja in einem sitzt, nicht zu spüren.

Beobachten Sie sich also genau. Gibt es Situationen, in die Sie immer wieder geraten? Haben Sie bestimmte Ansichten oder Vorurteile gegenüber bestimmten Personengruppen? Seien Sie wachsam, denn genau hier sitzen Ihre Blockaden. So können Sie Ihre Verhaltensmuster erkennen, die Sie sich zum Schutz angeeignet haben. Vielleicht sind Sie aber auch der Meinung, dass das doch alles normal sei und einfach einen Teil von Ihnen ausmache. Das ist die Problematik, wenn man mit sich selbst arbeitet. Für Außenstehende ist es leichter ersichtlich, welche Muster und Blockaden jemand in sich trägt.

Aber erst, wenn das Muster aufgelöst ist, ist der Mensch von dieser Blockade befreit, und in seinem Leben kann sich wieder etwas von Grund auf ändern. Bleiben wir einmal bei dem Beispiel einer Verletzung durch eine ungesunde Partnerschaft. Erst wenn die Blockade aufgelöst ist, kann sich die Person wieder auf eine Partnerschaft einlassen, die gesund ist. Lässt sie sich auf eine Beziehung ein, ohne vorher das bestimmte Verhaltensmuster zu durchbrechen, wird es auch diese Beziehung erschweren und vermutlich zerstören. Das geschieht so lange, bis die Person einen Weg findet, die Blockade zu erkennen und aufzulösen. Nur sehen, wie gesagt, in der Regel die Menschen die eigenen Blockaden nicht mehr – sie sind sozusagen betriebsblind geworden. Das führt auch zu Ängsten. Wenn die Ängste zu groß sind, weil man sie schon zu lange mit sich herumträgt, dann wird es immer schwerer, sie aufzulösen. Für die meisten Menschen ist es nahezu unmöglich, sich davon zu befreien, auch wenn sie sich nach Heilung sehnen.

> *Nehmen wir an, Sie sind Inhaber einer großen Aktienfirma. Stellen Sie sich vor, die Aktien Ihrer Firma gehören zu 70 % einer anderen Person, und Sie sind lediglich im Besitz von 30 % der Aktien. Sie können dann zwar noch Ideen für Ihre Firma haben, doch Sie sind immer davon abhängig, was die restlichen 70 % dazu sagen. Im Prinzip sind Sie handlungsunfähig in Ihrer eigenen Firma. So ist es auch, wenn Sie viele Blockaden, Ängste und negative Muster mit sich herumtragen. Sie können Ihr Potenzial nicht leben und nutzen.*

Der Mensch versucht sein Möglichstes, um weiterhin ein gutes Leben zu führen. Viele unbewusste Menschen verlieren sich dann in den alltäglichen, weltlichen Angelegenheiten, oder sie überlagern das unangenehme Gefühl durch den Konsum von Genussmitteln wie Essen, Alkohol, Zucker oder Tabak. Auch Kaufsüchte können sich entwickeln. Eigentlich möchte der Mensch nur eins: glücklich sein. Doch die Blockade verhindert das. Wenn die Person bewusst ist, sucht sie nach Methoden, durch die es ihr besser geht. Viele spirituelle Menschen häufen immer mehr Wissen an, gehen von Vortrag zu Vortrag, reihen Ausbildung an Ausbildung und treten doch auf der Stelle. Warum ist das so? Das Ego möchte das Wachstum verhindern. Unbewusst sucht sich der Mensch eine schwache Methode, die ihn zwar glauben lässt, dass die Wunden im Inneren geheilt werden, durch die allerdings in Wirklichkeit nichts aufgelöst wird. Es werden nur andere Verhaltensmuster antrainiert, die die Blockade überlagern. Kommen dann neue Herausforderungen im Leben, so zeigt sich, dass alles nur eine Täuschung war. Viele spirituelle Menschen sind ein Leben lang auf der Suche nach Heilung, rennen von Therapeut zu Therapeut, und am Ende ist die Blockade womöglich so sehr überlagert, dass sie noch besser versteckt und noch schwerer zu lösen ist.

Meine Klienten gehören zu den unterschiedlichsten Personengruppen. Dazu gehören auch Menschen, die bereits durch schwere Erkrankungen und Schicksalsschläge geprägt sind, Menschen mit Depressionen, Krankheiten oder Phobien. Diese Personen wissen meine Methode sehr zu schätzen, denn sie haben selbst gemerkt, dass sie allein nicht mehr weiterkommen und Hilfe von außen benötigen. Durch die schwere Krankheit ist das Ego schon so weit gebrochen, dass die Kraft, die durch mich wirkt, besser angenommen wird.

Wenn ein Mensch die eigenen Wunden heilt und lernt, sich selbst wieder zu lieben, dann lernt er durch diesen Prozess auch, dass er künftig mehr auf sein Bauchgefühl hören und gut für die Seele sorgen sollte. Ich denke, Sie kennen das auch: Es gibt Situationen, die kann man voraussehen, oder etwas fühlt sich einfach nicht gut an. Versuchen Sie, öfter auf Ihr Bauchgefühl und weniger auf Ihren Kopf, den Verstand, zu hören. Darin liegt der Schlüssel zum Glück. Allerdings ist das gar nicht so einfach, denn die meisten merken gar nicht mehr, wenn sie ihr Bauchgefühl überhören.

Blockaden auflösen

Oft sieht es brutal aus, wie die Kraft während meiner Behandlungen wirkt, und manch einer hat mir schon gesagt, dass er sich das nie antun würde. Es gäbe doch auch sanftere Wege, die Blockaden zu lösen. Sicherlich geht es sanfter, aber dann muss man sich auch 2 000 Mal behandeln lassen, und das kostet Lebenszeit. Das Leben ist in meinen Augen zu kostbar, um die Blockaden mit sich herumzutragen, denn jede Blockade verkürzt das Leben. Die eine um 5 Sekunden, die andere um 4 Minuten, die nächste um 3 Jahre.

Manchmal werde ich gefragt, was denn passiert, wenn alles aufgelöst ist und ob man überhaupt alle Blockaden auflösen kann. Wir haben so viel zum Auflösen, dass immer etwas übrig bleiben wird. Gerade die Menschen, die glauben, nie wieder inkarnieren zu müssen, weil sie sich vom Leben so geplagt fühlen, kommen sicher wieder. Die Seelen denken zwar, weil ihnen alles so bekannt vorkommt, bräuchten sie nicht wiederzukommen. Sie wünschen sich, niemals wieder inkarnieren zu müssen, weil sie so sehr leiden – weil es wehtut, anstatt besser zu werden, immer nur leidvoller und qualvoller wird, wenn man die Blockaden nicht erkennen und erspüren möchte.

Meiner Intuition nach sind es im Turnus von 10 Jahren nur etwa 100 Seelen, die alle Verstrickungen so auflösen können, dass sie den Reinkarnationsprozess durchbrechen.

Wir wollen uns das Leben immer leichter machen, uns weniger Mühe geben und das Leben stets genießen. Doch Wachstum strengt an. Die Menschen wünschen sich viel Lebensqualität. Eine fortgeschrittene Seele, die die Erde für immer verlassen möchte, braucht das alles aber gar nicht mehr.

Werfen wir einen Blick auf die vielen Zivilisationskrankheiten. Warum haben sie sich entwickelt? Sie entstanden aus unserem massiven Ego, das fast grenzenlos riesig geworden ist. Durch meinen Werdegang habe ich mein Ego beinahe komplett gehen lassen. Die Schicksalsschläge, die ich während meiner Kindheit und Jugend erlebte, haben mich dazu gezwungen, mein Ego aufzugeben. Dadurch konnte mein Glaube an Gott so tief werden und die Heilkraft in mir sich so verstärken. Die Gabe, die ich habe, ist bei mir zwar besonders gut ausgeprägt, aber grundsätzlich könnte das jeder so. Die meisten von uns haben jedoch so ein großes Ego, dass es die Gabe, heilen zu können, verhindert.

Nach dem Beten und vor der Energieübertragung spreche ich die Worte: »Herr, dein Wille geschehe!« Für mich bedeutet das: Es ist der Wille Gottes, der geschehen möge, nicht der eigene Wille.

Die Frage der Menschen, warum es ihnen so schlecht geht, ist einfach zu beantworten. Gott möchte sie zu sich selbst führen. Es ist keine Strafe, er möchte, dass sie glücklich sind. Aber während des Prozesses der Selbstfindung wird der Mensch leiden müssen, auch wenn er das nicht möchte. Es werden Medikamente eingenommen, die die Symptome unterdrücken, aber auf die Seele wird nicht gehört, sie wird nicht gefragt, was sie wirklich möchte, denn das ist oft unangenehm. Dazu fällt mir eine tolle Geschichte ein: Die Gottessuche.

Die Seelen überlegten, wo man Gott verstecken sollte, damit die Menschen ihn am besten finden. So fragten sie sich: »Wo verstecken wir Gott?« Die einen meinten, man sollte Gott im Wald verstecken, die anderen fanden das Wasser besser. Je mehr Ideen kamen, desto mehr wurden abgelehnt. Nein, alle Vorschläge waren nicht gut. Bis eine Seele auf die Idee kam, Gott im Menschen selbst zu verstecken.

Sie werden Gott eher in Indien, in Südamerika oder sonst wo finden, aber nicht in sich selbst. Denn da schauen die Menschen nicht hin. Deshalb ein Appell von mir an alle Leserinnen und Leser: Gehen Sie in sich, und lauschen Sie Ihrer Seele. Fühlen Sie, wie es Ihnen wirklich geht, nehmen Sie Ihr Kreuz auf sich, und tragen Sie es. Nicht vom Davonlaufen wird es besser. Jesus ist auch nicht davongelaufen. Ich bin mir sicher, es wäre leicht für ihn gewesen, sich nicht kreuzigen zu lassen. Doch er hat sein Kreuz getragen, die Last auf sich genommen und dadurch einen Weg aufgezeigt, dem wir folgen können.

Nehmen Sie Ihre Last auf sich, und bedanken Sie sich dafür. Auch können Sie Ihrer Familie, Ihren Nachbarn und allen danken, die Ihnen gezeigt haben, welchen Ballast Sie noch mit sich herumschleppen. Fangen Sie am besten gleich heute damit an, alles aufzulösen. Nehmen Sie die Verantwortung für Ihr jetziges Leben selbst in die Hand. Beschuldigen Sie weder Gott noch das Schicksal oder andere Menschen für Ereignisse und Gefühle, die sie erleben.

Nehmen Sie die Schuld, die Verantwortung auf sich, und beginnen Sie damit, sich gründlich mit den Themen, die es in Ihrem Leben gibt, auseinanderzusetzen.

Nehmen Sie auch die Religion an, die in der Region vorherrscht, in der Sie geboren wurden. Es ist kein Zufall, wo Sie geboren sind und wie Sie getauft wurden. Wenn Sie diesmal Ihre Lebensaufgaben mit der Religion durchleben, in der Sie getauft wurden, können Sie beim nächsten Mal ja in einem Land inkarnieren, in dem Ihre Wunschreligion herrscht. Dann können Sie schauen, ob die gleiche Aufgabe dadurch besser gelöst wird, wenn Sie im nächsten Leben z. B. als Buddhist an die gleichen Lebensthemen herantreten. Viele würden sich wundern, wenn sie darum wüssten. Sie würden sich nicht in anderen Religionen verlieren, um vor den Problemen davonzulaufen, und sich nicht überall nur die Rosinen herauspicken, die dem Ego so unendlich guttun. Viele Menschen streben nach spiritueller Entwicklung, jedoch nur in der Theorie. Doch das Leben besteht nicht aus Theorie – es steckt voller Energie, die wir durch unsere Emotionen erfahren können.

Durch die Energieübertragung bei der Behandlung wird die Energie der Menschen angehoben. Ihre Intuition wird aktiviert, und ihr Bauchgefühl wird besser, was dazu führt, dass sie nicht mehr die gleichen Fehler machen. Durch die Energie kann auch viel leichter vergeben werden, was sehr wichtig ist. Wer nicht vergeben kann, vergiftet sich selbst. Viele Menschen haben keine Kraft mehr, zu vergeben. Sie denken nur noch an die Krankheit und suchen einen Schuldigen – denn der Mensch braucht immer einen Schuldigen. Damit löst er die negativen Blockaden aber nicht auf.

Im Gegenteil, sie werden tiefer und tiefer, größer und größer. Die nächste Stufe stellt sich dann als eine Verbitterung über das Leben dar und lässt die Energie weiter sinken. Je unnatürlicher wir leben, je ferner wir unserem wahren Kern sind, desto stärker muss die Behandlung sein. Je stärker die Blockade ist, desto höher muss die Energie sein, die diese auflösen kann.

Als Jesus auf die Erde kam, waren die Menschen bei Weitem nicht so entfernt von ihrer Seele, wie sie es heute sind. Sie haben viel natürlicher gelebt und waren damals nicht so blockiert und so besetzt wie jetzt. Heutzutage muss man die Energie sehr stark in den Menschen lenken, damit sich die Verkrustungen auflösen können. Dass die Menschen dabei manchmal auch schreien, ist nur menschlich. Warum lacht ein Kind nicht, wenn es geboren wird, sondern weint? Das ist das Ego. Es weiß nicht, was los ist, und möchte an der bestehenden Situation festhalten.

Viele Menschen wissen gar nicht mehr, wie sie wirklich, ursprünglich sind, und können sich auch nicht mehr so annehmen, denn mit der Zeit freunden wir uns mit den Blockaden in unserem Inneren an. Wenn sie sich dann auf dem rechten Weg befinden, sehnen sie sich nach dem alten Zustand – aus Gewohnheit.

Ich freue mich immer, wenn ein Klient heftig reagiert, denn ich weiß, dass die Energien nun das herausholen, was er selbst gar nicht hergeben möchte.

Wunden als Geschenke erkennen

Der Grund, weshalb ich meinen persönlichen Lebensweg so ausführlich geschildert habe, ist zum einen, damit Sie erkennen, wie ich zu meinen Fähigkeiten kam. Zum anderen möchte ich ein Beispiel dafür geben, wie man aus diesen tiefen Verletzungen der Seele etwas Positives erzeugen kann. Ohne meine Prägungen aus der Kindheit und die daraus resultierenden Traumata in mir könnte ich mich nicht so gut in die Personen einfühlen, die zu mir kommen. Wenn jemand mit einem versteckten beziehungsweise verborgenen Trauma zu mir kommt, kann ich die Ursachen dafür erkennen und gebe die göttliche Liebe und Heilkraft in diese Wunde. Je offener ein Mensch dafür ist, desto besser kann er die Energien annehmen. Die Heilung kann aber immer nur stückchenweise geschehen, sonst wäre es zu viel auf einmal. Auch ich wurde in Etappen von meinen Leiden befreit. Es gibt ein altes afrikanisches Sprichwort, das sagt: »Die Wunden, die du erhalten hast, sind die Hülle für das Gold, das du in dir trägst.«

Das mag vielleicht erst einmal absurd klingen, doch mit der Zeit werden Sie verstehen, wie es gemeint ist. Erst wenn man durch den Prozess gegangen ist, kann man erkennen, wie wertvoll die Erfahrung für den weiteren Weg war. Jedoch kann man diese Prozesse nicht mit dem Verstand durchleben und aufarbeiten. Es sind die Gefühle, wie ich es nun schon mehrfach angesprochen habe, die geheilt, durchlebt und umgewandelt werden möchten. Selbst wenn der Mensch – so wie ich – dadurch geschwächt wird, dass das Leben ihn durch solche Erfahrungen treibt, entsteht daraus etwas Wertvolles zum Wohle des größeren Ganzen. Das

Leben schleift uns Menschen, vergleichbar mit einem Rohstein, der zu einem Diamanten wird. Wenn man das erkennen kann, dann wird klar, dass es nicht gut ist, schmerzhafte Lebensereignisse zu verdrängen oder zu tabuisieren.

Wir leben in einer Welt, in der der Wohlstand der Menschen größer ist als je zuvor. Die Generationen vor uns hatten es wesentlich schwerer, ihr Leben zu bestreiten. Dennoch gibt es so viele Menschen wie nie zuvor, die an Depressionen oder Angststörungen erkranken. Dies liegt nicht allein daran, dass der schnelllebige Lebensstil unserer Seele keinen Raum zur Entfaltung gibt. Es kommt hinzu, dass die Menschen Gewalt entweder selbst erlebt haben oder dass sie das unaufgearbeitete Leid der Ahnen mit sich tragen. Der Schmerz möchte angesehen und geheilt werden. Doch in unserer »Smiley«-Gesellschaft ist das ein Tabuthema. Wenn ein Mensch Leid erfahren hat, dieses verdrängt und es dann ab und zu ans Tageslicht kommt, wird er dies kaum öffentlich zugeben. Dabei wäre es für den Prozess des Heilwerdens wichtig. Stattdessen werden Verhaltensstrategien gebildet, die den Schmerz kaschieren sollen, aus Angst, noch mehr Leid zu erfahren oder ausgegrenzt zu werden. Erschwerend kommt hinzu, dass in den sogenannten sozialen Medien meist nur Positives wie Bilder, die Erfolg und glückliche Momente zeigen, geteilt werden. Ein Mensch, der Schmerz in sich trägt, versucht dadurch erst recht, den Schmerz zu verstecken, damit er dazugehört und geliebt wird.

Jeder Schmerz, jedes Trauma, das unterdrückt wird, möchte an die Oberfläche kommen und geheilt werden. So entsteht ein enormer Druck in der betroffenen Person. Oft verwandelt sich der

Schmerz dann in Aggression und kommt auf diese Weise zum Ausdruck. Man kann davon ausgehen, dass Gewalttäter einen enormen Schmerz in sich tragen, der gesehen werden möchte. Wenn dieser zu groß wird, bricht er nach außen. Jeder Gewaltausbruch, jede schlimme Gewalttat ist also nur ein Ausdruck des Seelenlebens des Täters. Wenn man dies versteht, ist es sogar möglich, Mitgefühl für ihn zu entwickeln, denn es zeigt seine Hilflosigkeit.

Durch jede Tat entstehen jedoch neue Traumata, sowohl beim Täter als auch beim Opfer und bei den Personen, die Zeugen der Tat wurden. Wenn die neuen Traumata weiter im Unterbewusstsein brodeln, kann dies zu neuen Gewalttaten führen. So werden oft aus Opfern Täter. Wenn der Leidende es nicht schafft, die Traumata aufzuarbeiten, dann werden diese an andere, oft die nächste Generation übertragen. Betrachten wir unsere Vorfahren, die selbst durch Kriege, Vergewaltigungen, Vertreibungen traumatisiert waren, versteht sich von selbst, weshalb heutzutage viele Menschen psychische Probleme in sich tragen. Sie weiterhin zu verdrängen, ist zwar eine Möglichkeit, aber viel hilfreicher ist es, die eigenen Themen selbst anzugehen und sie nicht weiterzugeben.

Schauen wir uns einmal an, was bei einem Trauma in unserem Körper passiert: Wir haben ein Notprogramm in uns, das im Fall eines Traumas in einen Flucht- oder Kampfmodus umschaltet. Wenn der Schock zu groß ist, kommt es im Nervensystem zu einer Erstarrung. So, wie es bei mir geschehen ist, als ich meine Oma sterben sah. Daraus entstehen sogenannte posttraumatische Belastungsstörungen. Ich habe ja mehrere solcher Ereignisse miterlebt und fühlte mich damit völlig allein gelassen. Man kann sich vorstellen, wie belastend dieses Erleben schon für einen Erwachsenen ist – für ein

Kind jedoch ist es kaum zu bewältigen. Man fühlt sich dadurch als Opfer, vom Leben überwältigt, und es wird einem alles zu viel. Solche Traumata entstehen aber auch in abgeschwächter Form, wenn wir uns von bestimmten Situationen überwältigt fühlen, wenn uns etwas zu schnell geht oder ein Ereignis schwer verkraftbar ist. Dies führt dazu, dass wir uns verletzt fühlen und wie gelähmt im Leben stehen. Diese Hilflosigkeit führt dann zur Überforderung durch Kleinigkeiten im Alltag. Viele Menschen flüchten in den Suizid, wie es auch meine andere Oma wegen ihrer eigenen Traumata machte. Natürlich ist dadurch das Leid nicht verschwunden, im Gegenteil. Es verursacht bei den Angehörigen weitere Traumata – das Leid setzt sich fort. Aus ganzheitlicher Sicht muss man auch berücksichtigen, dass die Seele nach dem Tod die Wunden nicht ablegt. Es ist vielmehr so, dass unsere Seele mit unserem unsichtbaren Energie- und Emotionalkörper die Wunden weiterhin trägt. Erkennt die Seele dies, wird sie sich ein neues Leben aussuchen, in dem die Wunden geheilt werden können. Das mag sich schön anhören, macht aber alles nur noch schmerzhafter. Denn die Seele hat ihre Lernaufgabe aus dem vorangegangenen Leben nicht vollendet. Sie hat sich gegen das Leben gestellt und dadurch zusätzlich Leid in die Welt gebracht, das es ebenfalls aufzulösen gilt. Nicht umsonst gibt es den Ausspruch: »Man erntet, was man sät.« Sät man Leid in die Welt, muss dieses geerntet werden. Deshalb sollten wir uns alle darum bemühen, mehr Liebe und Freude und Schönes auszubringen.

Wenn der Mensch sein Kreuz auf sich nimmt, Verantwortung dafür übernimmt, dass alles, was ihm widerfährt und im Leben begegnet, etwas mit ihm selbst zu tun hat, auch und gerade die schlimmen Ereignisse, wenn er die eigenen Wunden heilt und positiv bleibt, dann kann die Seele gereift und geläutert weitergehen. Sie ist an den Wunden gewachsen. Aber dazu braucht es Zeit und den Willen, heil zu werden.

Schon unsere Vorfahren wussten um den Prozess, Heilung in die Wunden fließen zu lassen. Sie sahen die Schicksalsschläge, die sie erfuhren, als eine Trennung vom Großen Geist. Im christlichen Raum würde man es als Trennung von Gott bezeichnen. Sie erkannten, dass Lebenskrisen dazu da sind, das Leben zum Positiven hin umzuwandeln.

Auch wir sollten, wie Jesus, unser Leid umwandeln. Wichtig dabei ist es, zu erkennen, was zu der Situation geführt hat und dass das, was einem passiert ist, nichts mit dem Wert der eigenen Person zu tun hat. Dass z. B. ein Mensch, der einem Leid zugefügt hat, nur sein eigenes Leid an uns zum Ausdruck gebracht hat. Dann kann später Mitgefühl entstehen, und die Wunde kann besser heilen. Auch hier hilft es enorm, an eine höhere Macht, an Gott zu glauben, der alle Zusammenhänge erkennt. Dann kann man sich von der Opferrolle trennen und hadert nicht mit seinem Schicksal. Es geschieht nichts, was nicht auch einen Sinn hat. Aus der Perspektive des Menschen ist aber das große Ganze nicht erkennbar. Es ist wie ein Teppich, der gewebt wird, und der Mensch sieht nur die Unterseite. Das wunderbare Werk, das durch das Weben entstanden ist, bleibt vorerst verborgen. Betonen möchte ich allerdings, dass diese Sichtweise nicht dazu dienen soll, Fehltaten zu entschuldigen, jedoch können Mitgefühl und Verständnis geweckt werden, damit wir in Frieden und Liebe weiterleben können.

Die Menschen, die zu mir in die Praxis kommen, können oft, wenn der Heilungsprozess komplett abgeschlossen ist, die persönlichen Krisen als Segen empfinden, als Segen, der die Seele hat wachsen lassen.

So wünsche ich mir, dass auch Sie das Gold in Ihren Wunden erkennen können, damit aus den alten Prägungen etwas Neues und Schönes entstehen kann.

Körper, Geist und Seele in Einklang bringen

Ein Mensch besteht aus Körper, Geist und Seele. Bei allen Formen der Heilung, soll sie erfolgreich sein, muss auch die Seele angesprochen werden. Die Psychosomatik, die in der Schulmedizin noch nicht sehr lange Beachtung findet, spielt dabei eine große Rolle, denn ein sehr hoher Prozentsatz der Krankheiten hat ihren Ursprung im psychischen Bereich. Oft dauert es lange Zeit, bis sich eine seelische Verletzung oder ein Ungleichgewicht im Körperlichen bemerkbar macht. Ebenso lange kann es dauern, bis eine Behandlung – auch eine geistige – anschlägt. Je schwerwiegender eine Krankheit ist oder je länger sie schon besteht (eventuell wurde sie aus anderen Existenzen übernommen), desto schwieriger oder auch fraglicher ist der Behandlungserfolg. Aber auch da gibt es Ausnahmen.

Oft löst eine Heilbehandlung durch einen guten Geistheiler einen inneren Prozess aus, eine seelische und auch körperliche Verände-

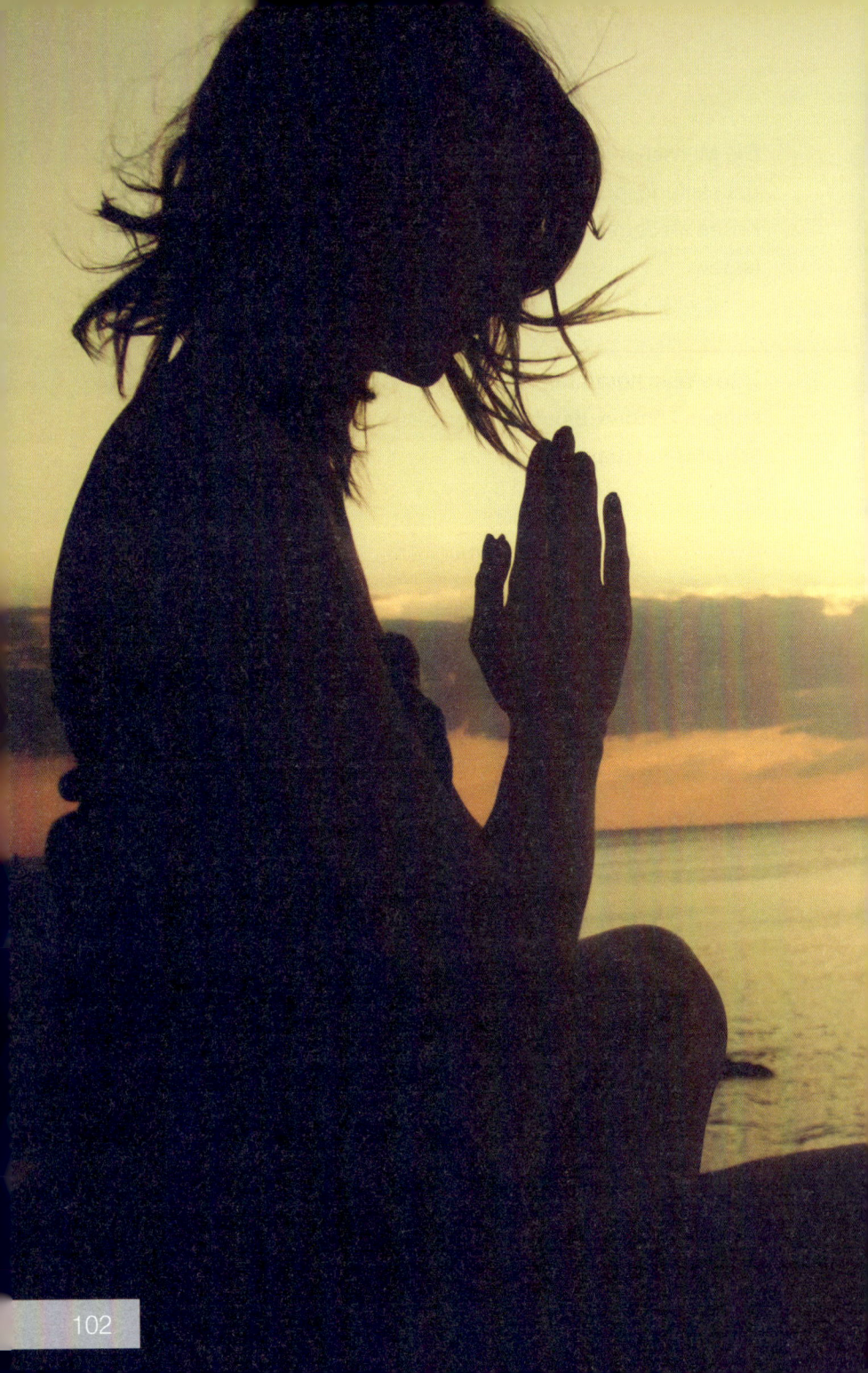

rung, die allerdings Zeit braucht, und meist zunächst eine unangenehme Heilungskrise nach sich zieht. Das heißt, die Symptome können sich verschlimmern, was aber – ähnlich wie in der Homöopathie – als ein Zeichen dafür angesehen wird, dass man sich auf dem richtigen Weg befindet.

Sehr selten kommt es zu einer dramatischen plötzlichen Gesundung, die als »Wunderheilung« bezeichnet wird. Es kann jedoch sein, dass ein Patient lange Zeit – oft jahrzehntelang – mit seinen Symptomen lebt, keine Therapie Erfolg zeigte, und doch bauten sich unbemerkt, still und leise innere Entwicklungen auf, bis zu einem bestimmten Punkt, an dem schließlich das ganze Heilpotenzial zum Tragen kommt. Dann kann es geschehen, dass es in nur einer Behandlung zur Heilung kommt. Oft stellt ein solchermaßen Geheilter sein gesamtes Leben auf den Kopf. Ein berühmtes Beispiel dafür ist das Damaskuserlebnis im Neuen Testament, in der »Die Wandlung vom Saulus zum Paulus« beschrieben wird.

Im Unterschied zum rein energetisch arbeitenden Heiler tritt ein spiritueller Heiler bewusst mit höheren Energien in Kontakt, indem er sich durch Meditation, Gebet oder auch in Trance mit der Quelle der Energie, also mit Gott, Jesus Christus oder auch mit hohen Engelwesen, beispielsweise den Erzengeln Raphael und Michael, verbindet und diese Heilenergie auf den Klienten überträgt. Der Heiler wirkt in jedem Fall »nur« als Kanal, der geschehen lässt, was geschehen soll.

Der begabteste Heiler stößt allerdings an seine Grenzen, wenn sich der Patient gegen eine Heilung wehrt. Meist geschieht das unbewusst, denn kaum ein Mensch möchte bewusst krank bleiben. Manchmal wollen Menschen über die Krankheit eine Art Zuneigung bekommen. Durch ihr Jammern und Klagen erhalten sie Aufmerksamkeit und Mitleid von anderen Personen. Oder sie halten an Blockaden fest, weil diese schon so lange da sind, die Persönlichkeit geformt haben und man sich daran gewöhnt hat. Es kann auch vorkommen, dass karmische Gründe eine Gesundung verlangsamen.

Ziel einer Behandlung ist es immer, den Kranken wieder ins Gleichgewicht, in die Harmonie mit allem, was ist, zu bringen. In letzter Konsequenz bedeutet das die Anbindung an dessen eigene »Göttlichkeit«. Gelingt dies nicht, so kann der Patient durchaus eine Zeit lang von seinen Symptomen befreit sein. Doch früher oder später werden sie wiederkommen oder an einer anderen Stelle des Körpers auftauchen, weil die wahren, die seelischen Ursachen der Erkrankung noch nicht beseitigt wurden. Denn die Seele formt beziehungsweise beeinflusst den Körper.

Angestoßen durch die Behandlung eines Heilers kann der Patient im besten Fall herausfinden, wo in seinem Leben etwas so falsch lief, dass es zur entsprechenden Erkrankung führte. Letztlich heißt das, dass der Mensch sich nur selbst heilen kann durch Bewusstwerdung und gegebenenfalls Veränderung der krank machenden Situation. Ein Arzt, Heiler, Schamane, Psychotherapeut, Seelsorger usw. kann bestenfalls Hilfestellung geben.

Manche meiner Klienten kommen, da sie meine Videos auf YouTube gesehen haben, mit der Erwartung zu mir, dass nach einer Behandlung alles gut ist. Leider ist dem nicht so. Wenn man die kompletten Blockaden auf einmal lösen würde, wäre das zu viel auf einmal. Die Patienten könnten sich gar nicht mehr zurechtfinden. Schon Jesus hat zu Nikodemus gesagt: »Ich habe dir geholfen. Für mehr musst du noch einmal zu mir kommen.«

Das Höhlengleichnis von Platon zeigt, was passieren würde, wenn man die Menschen sofort von allen Blockaden befreien würde. Nicht, dass es nicht möglich wäre, es wäre nur nicht sinnvoll.

Die Befreiung der Seele / Höhlengleichnis von Platon

Das Höhlengleichnis handelt von Menschen, die ihr ganzes Leben angekettet in einer Höhle verbringen. Die Fesseln stehen für innere Blockaden und die dadurch entstandenen Glaubensmuster. Diese Menschen können sich nicht bewegen, das heißt, sie können nur auf eine Wand blicken, auf der Schatten zu sehen sind. Es sind Schatten von Dingen, die an dem Licht, das sich hinter den Menschen befindet, vorbeigetragen werden. Da sie niemals etwas anderes gesehen haben, halten sie die Schatten an der Wand für die Wirklichkeit. Sie kennen ja nichts anderes und können sich auch nichts anderes vorstellen. So, wie Menschen sich oft nicht vorstellen können, dass es höhere Lichtwesen, Gott oder eine höhere Macht gibt. Das Übertragen der Heilenergie kann man sich als Befreiung von den Fesseln und Ketten vorstellen, damit der Mensch sich von der Wand abwenden und die Realität sehen kann. Würden alle Blockaden mit einem Male gelöst werden und der Mensch wäre sofort komplett frei, fände er sich in einer total veränderten Welt wieder. Er wäre komplett überfordert und hätte Probleme, sich zu orientieren und anzupassen. Deshalb ist es wichtig, dass die Lösung der Blockaden schrittweise passiert. So, wie die Engel zunächst Stück für Stück meine Seele befreit haben und mich auf die Heilung durch die Kraft von Jesu Händen vorbereitet haben, so arbeitet die Energie, die durch mich fließt, auch mit den Menschen, die ich behandle. Schicht für Schicht (Fessel für Fessel) darf befreit werden. Daneben ist es wichtig, dass der Mensch sich entwickelt. Das braucht seine Zeit und geht nicht einfach von heute auf morgen. Auch die Energie, die Jesus damals auf mich übertragen hat, war so stark, dass ich eine gewisse Zeit brauchte, um sie zu integrieren.

Wie schwer aber ist es, über die anerzogenen Gepflogenheiten und die uns verfälschenden Formeln der Kindheit hinauszuwachsen! Sie sind über die Jahrzehnte unserer eigenen Stimme im Kopf zu ähnlich geworden. Wir können sie nicht mehr von dem trennen, was wir für unser Selbst halten. Und auch, wenn wir manches Mal die Manipulation erkennen, so bleibt vor dem Einsetzen des ihr folgenden, altbekannten Handlungsmechanismus zu wenig Zeit, um selbstbestimmt einzugreifen. Helfen kann hier vor allem Entspannung, sowohl körperliche als auch geistige. Und das klingt leichter, als es ist. Denn die Entspannung muss in die uns unbewussten Tiefenstrukturen unseres Gehirns eintreten, damit wieder Raum und Kraft entsteht zum Zuhören – damit der Bauch wieder Gehör finden kann.

Wenn die menschlichen Schutzmechanismen einmal abgelegt sind, dann kann sich viel bewegen.

Ursachen für Erkrankungen und Störungen

Wichtig: Meine Arbeit soll nur als Ergänzung der Schulmedizin verstanden werden, sie ist kein Ersatz dafür. Die Ursachen von Erkrankungen sind natürlich sehr individuell und können bei jedem unterschiedlich sein. Ich gebe hier meine Beobachtungen wieder, die ich im Laufe der Jahre während meiner Heiltätigkeit gemacht habe.

Alle Krankheiten haben ihren Ursprung in der feinstofflichen Welt. Wenn der Mensch seine Gefühle und dadurch die Sprache der Seele ignoriert, kann er zwar mit gesunder Ernährung und sportlicher Aktivität die Balance für eine Weile aufrechterhalten. Jedoch hat jeder Mensch persönliche Schwachpunkte, die sich nach einer Zeit der Ignoranz als körperliche Symptome zeigen werden. Der Körper ist ehrlich. Er zeigt, wie es in Ihrer Seele aussieht.

Jeder Mensch ist ein Individuum und muss unbedingt als solches betrachtet werden. Wenn man den Menschen, seinen Weg und seine Erfahrungen kennt, kann man verstehen, warum er sich an einer bestimmten Stelle befindet, welche Themen hinter seiner Erkrankung stehen. Momentan leben wir in einer Zeitqualität, die jeden von uns fast zwingt, die eigenen Themen anzusehen und zu wandeln. Wenn dies nicht geschieht, wird der Mensch mit den gleichen Aufgaben und Blockaden in die nächste Inkarnation gehen und alles noch einmal wiederholen. Wir sollten also alle Wert darauf legen, persönlich zu wachsen und vorhandene Blockaden zu lösen.

Wenn Menschen nicht im Einklang mit sich selbst leben, kann dies zu einer körperlichen, seelischen und geistigen Starre führen. Diese Starre kann sich durch die Energieübertragung während meiner Behandlung auflösen. Die Energie, die durch meine Hände fließt, schafft eine gewisse Ordnung in den Zellen, sie ordnet das Chaos im Inneren. Das kann zu einer sogenannten Erstverschlimmerung oder zu körperlichen Schmerzen führen. Beim Aufräumen ist das ähnlich. Wenn man ein Zimmer entrümpelt, sieht es vorübergehend chaotischer aus als vorher, z. B., wenn dazu zunächst alle Schränke ausgeräumt werden.

Die Krankheitsursachen stecken in unterdrückten Emotionen, die aus Situationen entstanden sind, die in der Vergangenheit erlebt wurden. Die Emotionen sind folglich in unseren Körperzellen gespeicherte Vergangenheit. Für den Körper ist es so, als seien die Ursachen der Emotionen aktuell noch vorhanden. Die Gefühle verdichten sich. Da uns beigebracht wurde, die unangenehmen Gefühle zu verstecken und zu unterdrücken, wird verhindert, dass wir aus dem Herzen heraus leben, und das führt zu körperlichen Krankheiten.

Hier möchte ich in Kürze die häufigsten Krankheitsursachen beschreiben. Dabei möchte ich nicht pauschalisieren, die Ursachen sind immer individuell, deshalb erhebt die Aufzählung keinen Anspruch auf »Vollständigkeit«. Die Ursachen für Erkrankungen nehme ich in dieses Buch auf, weil ich immer wieder danach gefragt werde. In der Praxis möchte ich aber die wertvolle Behandlungszeit dazu nutzen, die Blockaden, die ich bei meinen Klienten sehen und spüren kann, zu lösen. Dort auf die Krankheitsursachen einzugehen, würde zu viel Zeit beanspruchen.

Beziehungsprobleme

Viele Menschen kommen mit Liebeskummer oder anderen partnerschaftlichen Problemen zu mir in die Praxis. Die Ursachen von Partnerschaftsproblemen liegen in der Regel in Problemen mit den Eltern in der Kindheit begründet. Auch wenn viele Menschen diese Theorien kennen, schaffen sie es dennoch selten, sich wieder auf eine glückliche Beziehung einzulassen. Die Wunden sitzen oft zu tief. Wenn sie es sich dann nicht zum Verhaltensmuster machen, dass sie keine Beziehung mehr eingehen möchten – was völlig gegen die Natur des Menschen geht –, entwickeln sie andere Lebensphilosophien, die verhindern, dass eine Beziehung gelingen kann.

Zusätzlich wird oft ein großer Irrtum begangen: Durch die Gleichstellung der Frau wurde vergessen, dass Männer und Frauen unterschiedliche Bedürfnisse haben, um glücklich zu sein. Liebe Leserinnen, bitte verstehen Sie mich nicht falsch, denn natürlich sind Mann und Frau gleich viel wert, und die Abwertung und Erniedrigung der Frauen und, dass man sie den Männern untergeordnet hat, sie vielerorts noch immer unterdrückt, ist nicht richtig. Aber Männer und Frauen sind in ihrem Wesen von Grund auf verschieden. Dadurch kommt es zu Problemen im zwischenmenschlichen Bereich. In den Naturvölkern ist dieses Wissen um die Unterschiede von Männern und Frauen noch vorhanden. In der industrialisierten Welt werden beide Geschlechter gleichbehandelt, was zu Problemen in der Partnerschaft führt. Viele Streitigkeiten könnten vermieden werden, viele neue Blockaden, falsche Glaubensmuster und Gefühlsmuster müssten erst gar nicht gebildet werden. Doch Frauen wie Männer haben das Problem, dass sie, wenn sie »die große Liebe« gefunden haben, plötzlich merken, dass es gemeinsam sehr schwirig ist. Das liegt nicht daran, dass sie sich getäuscht haben. Nur leider lieben Frauen und Männer auf unterschiedliche Weise. Das führt zu Verständigungsproblemen. Wenn man das nicht weiß, ist Streit vorprogrammiert. Das verletzt – gerade, wenn man den Partner sehr liebt. Deshalb möchte ich gern erklären, was Frauen brauchen, um sich geliebt zu fühlen, und was Männer brauchen.

Frauen brauchen, um sich geliebt zu fühlen, viel Nähe und Zärtlichkeit. Dann öffnet die Frau ihr Herz für einen Mann. Wenn sie ihn sehr liebt, möchte sie auch viel Zeit mit ihm verbringen und ihm nahe sein. Dadurch fühlt sie sich weiterhin geliebt und liebt ebenfalls weiter. Das möchte die Frau meist auch gern in Worten ausdrücken.

Männer sind da völlig anders. Ein Mann braucht seine Autonomie, vor allem, wenn er eine Frau liebt. Deshalb sucht er nach sehr intimen Momenten wieder das Gefühl der Freiheit und distanziert sich von ihr. Das ist für ihn sehr wichtig, weil er sonst das Gefühl hat, sich selbst zu verlieren. Das raubt ihm Kraft. Er zieht sich zurück und braucht dabei Ruhe, möchte nicht gestört werden und auch nicht reden. Meist sucht er seine Ruhe in einem Hobby oder in belangloseren Dingen wie Fernsehen oder Zeitunglesen. Wenn die Frau das nicht weiß, hat sie damit ein Problem. Sie fühlt sich allein gelassen, nicht ernst genommen, nicht wertgeschätzt. Deshalb sucht sie den Kontakt zum Mann und ein klärendes Gespräch, was

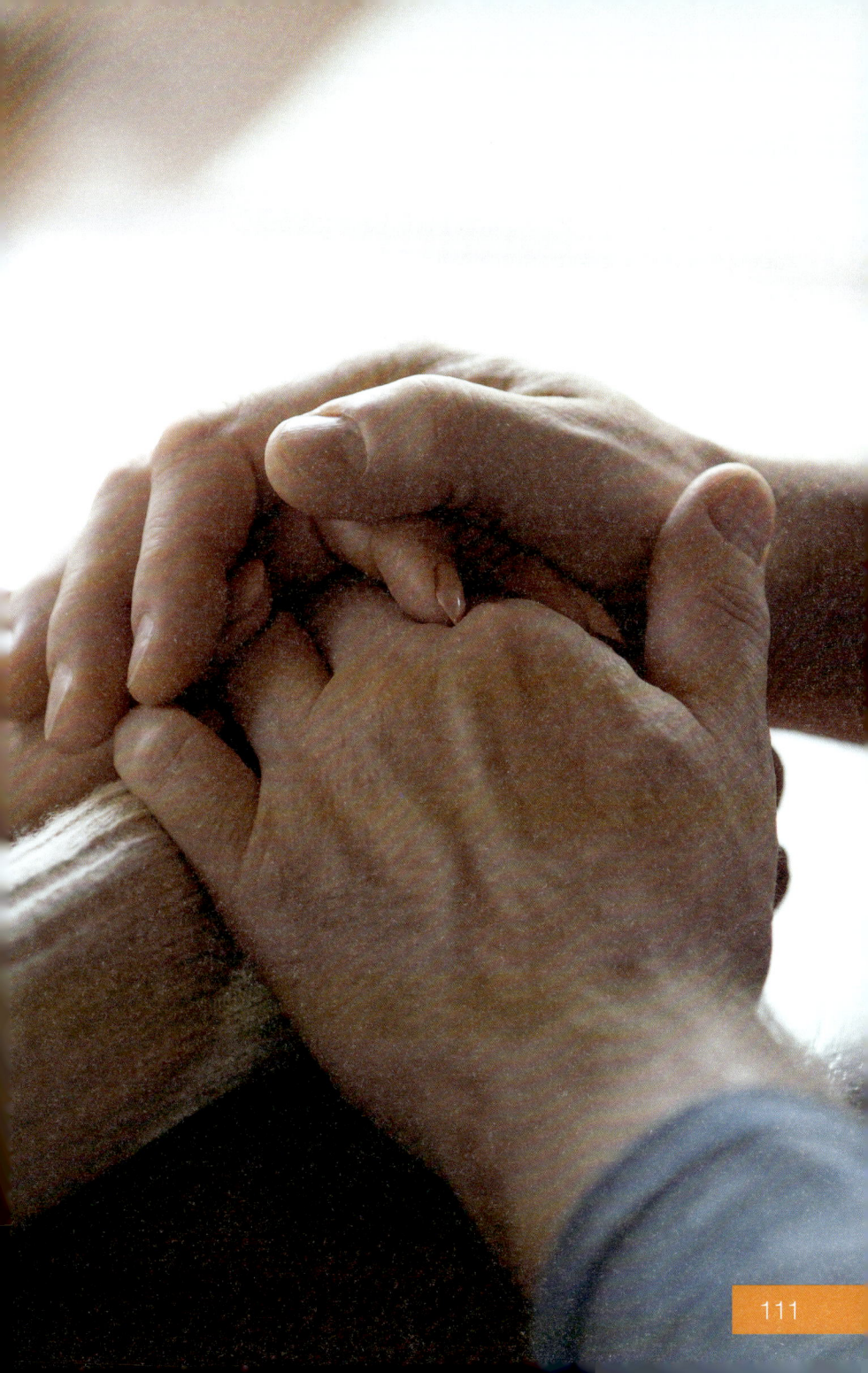

ihr selbst helfen würde. Doch der Mann braucht in diesem Moment seine Ruhe. Wird er gestört, kann er barsch reagieren, was die Frau noch mehr verletzt. Entweder bohrt sie weiter, und es kommt zum Streit, oder sie ist traurig, beleidigt und distanziert sich. Wenn sie ihn sehr liebt, wird sie nicht so schnell aufgeben, sich nicht so schnell zurückziehen. Das stört den Mann, und er distanziert sich weiter. Ein schlechter Kreislauf.

Außerdem kommunizieren Frauen und Männer verschieden. Frauen brauchen das Gespräch, Männer reden meist nur das Notwendigste. Deshalb können sie Kommunikation von Frauen oft nicht einordnen. Männer wollen Lösungen für die Probleme ihrer Frauen anbieten und dadurch ihr »Held« sein. Anerkennung und Lob für sein Tun sind dem Mann wichtig. Nur nimmt die Frau das oft anders wahr, weil sie sich durch seine häufige Abwesenheit ungeliebt fühlt. Wenn er dann zurückkommt, überhäuft sie ihn mit Worten, die für ihn wie Beschwerden klingen – die es aber nur manchmal sind. Deshalb zieht er sich dann noch weiter zurück. Fühlt sich der Mann nicht mehr anerkannt, was er mit Liebe gleichsetzt, führt das dazu, dass er sich seine Anerkennung woanders sucht.

Frauen gebe ich den Ratschlag: Vertrauen Sie Ihren Männern. Männer brauchen ihre Freiheit, um treu bleiben zu können. Genauso ist es für Männer ratsam, wenn sie Zeit mit ihrer Frau verbringen, ihr das Gefühl von Nähe, von Verständnis zu geben. Das ist sicherlich nicht einfach, aber mit Übung und gutem Willen von beiden Seiten machbar.

Bitte gehen Sie nicht gleich mit dieser Einsicht zu ihrem Partner. Männer mögen es nicht, belehrt zu werden. Wenn sie einen Rat möchten, dann fragen sie danach. Aber ungewollte Ratschläge kommen bei Männern als Kritik an. Dadurch fühlen sie sich nicht anerkannt, und das kann zum Streit führen – nicht zur Versöhnung. Wenn Sie das verstehen, werden Sie ihm künftig mehr Anerkennung zukommen lassen. Strafen Sie Ihren Mann nicht, indem Sie ihn ignorieren, wenn er sich Ihnen wieder annähert. Schenken Sie ihm Anerkennung, und er wird sich Ihnen auch wieder öffnen.

Männer möchte ich bitten: Hören Sie Ihren Frauen mehr zu. Frauen wollen gar nicht, dass Sie die Probleme für sie lösen. Sie möchten sich mitteilen und austauschen, und sie wünschen sich Nähe. Dann lösen sich die meisten Probleme von ganz allein in Luft auf. Wenn Sie für Ihre Frau da sind, gibt es ihr das Gefühl, dass Sie sie wirklich lieben. Üben Sie sich also im Zuhören, und nehmen Sie Ihre Frau öfter in den Arm. Das ist sehr heilsam für Ihre Beziehung.

Für beide Seiten gilt: Seien Sie geduldig. Von heute auf morgen werden die Verständigungsprobleme nicht verschwinden. Den Frauen möchte ich noch folgenden Rat geben: Auch wenn Ihr Mann in Zukunft besser zuhört, wird er immer Phasen der Distanz benötigen. Wenn Männer sich nicht mehr trauen, sich ihre Freiheit zu nehmen, führt dies zu Frust und Aggression. Wenn sie schon zu oft für ihren Freiheitsdrang gerügt worden sind, werden sie das vielleicht aus Angst vor dem Ende der Beziehung ändern. Das ist schlussendlich ein Schuss in den Ofen, denn nach Jahren wird dies zu Wut führen, was die Beziehung genauso scheitern lässt.

Frauen dürfen anerkennen, dass Männer anders funktionieren als sie, genau wie Männer anerkennen dürfen, dass Frauen andere Bedürfnisse haben als sie. Frauen wurden jahrzehntelang abgewertet und werden dies teilweise immer noch – dadurch fühlen sie sich möglicherweise schnell ungeliebt, unfair behandelt oder schuldig. Wenn Männer ein Problem haben, ziehen sie sich zurück – bei den Frauen ist es genau anders. Sie wollen in diesen Phasen nicht allein gelassen werden. Das macht alles schlimmer. Wenn es Ihrer Frau also gerade nicht gut geht, stehen Sie ihr bei – nehmen Sie sie in den Arm, und hören Sie ihr aufmerksam zu. Und erklären Sie ihr auch, dass Sie es sich selbst nicht so wünschen. Dass Sie Ihre Probleme allein lösen müssen, damit es Ihnen wieder gut geht. Probieren Sie es aus – es lohnt sich.

Depression

Eine Depression entsteht meist aus einer Enttäuschung heraus. Wenn aus Optimismus Pessimismus wurde und man seine Wünsche und Träume verloren hat, schleicht sich manchmal eine Depression ein. Die Energie meiner Arbeit löst die Traumata beziehungsweise die Blockaden, die durch die Enttäuschungen entstanden sind, auf. Der Mensch kann wieder positiv denken und ist optimistisch gestimmt. Meine Heilarbeit ist dabei eine Ergänzung zu Medizin und Psychologie.

Bei der Entstehung einer Depression gibt es kaum Unterschiede zwischen Männern, Frauen und Kindern. Es handelt sich dabei um dasselbe Prinzip, nur die Ereignisse und die Heftigkeit der Traumatisierungen, die die Auslöser für die Erkrankung sind, variieren.

Sensible Menschen können jedoch schneller davon betroffen sein. Neue Studien haben gezeigt, dass Kinder bereits mit 7 Jahren an Depressionen leiden können. Früher gab es das Krankheitsbild auch schon, die Kinder haben es nur nicht so schnell gezeigt, und die Medizin beziehungsweise Psychologie haben die Depression nicht als solche erkannt oder deklariert.

Meine Arbeit hilft bei jedem Schweregrad der Depression. Je nachdem, wie schwer das Trauma ist und wie lange es schon besteht, braucht es entsprechend auch intensivere Sitzungen. Warum braucht der eine mehr und der andere weniger Heilenergie? Weil die Tiefe und die Dauer des Leids sehr unterschiedlich sein können und auch jeder Mensch anders ist. So kann es verschieden lange dauern, bis Erleichterung oder sogar komplette Gesundung eintritt. Je nachdem, wie gut das System des Klienten die Energie aufnehmen und für die eigene Heilung verwenden kann – also für die Selbstheilung, auf die es letztlich immer wieder hinausläuft. Parallel zu meinen Behandlungen können Medikamente eingenommen werden, auch eine Gesprächs-, Psycho- oder Partnerschaftstherapie schließt sich nicht mit meinen Sitzungen aus, sondern ist eine gute Unterstützung.

Burn-out

Unter Burn-out versteht man eine Überarbeitung, ein Ausgebranntsein – die eigenen Grenzen wurden überschritten. Der Körper hat schon mehrmals signalisiert: So geht es nicht weiter, es ist zu viel. Du hast mehr getan, als dir guttut und durch Ruhezeiten noch verarbeitet und ausgeglichen werden kann. Nicht nur bei zu viel Arbeit kann ein Burn-out entstehen, es kann auch der Lebensstil sein, übermäßiges Sporttreiben, zu viele Unternehmungen und dann noch das Familienleben, was zu einer Überspannung führt.

Die meisten von uns leben über dem eigenen Limit, und im Laufe der Zeit haben wir einfach das Intuitive in uns vergessen oder verlernt. Intuitiv zu handeln, ist sehr wichtig, und auch, zu spüren, wann es genug ist. Früher hieß es: 8 Stunden Arbeit, 8 Stunden Erholung und 8 Stunden Schlaf. Das ist heute nicht mehr so, Erholung gibt es so gut wie gar nicht, und schlafen kann man dann sowieso nicht. In der Freizeit beschäftigt man sich vermehrt mit Internet, Smartphone und Fernsehen, was zusätzlich aufwühlt und anspannt, also das Gegenteil von Erholung ist. Selbst am Wochenende ist man ständig irgendwie erreichbar. Dieser Lebensstil führt zu einer extremen Überarbeitung, Überanstrengung und Überreizung, der die meisten von uns nicht gewachsen sind, weil es der menschlichen Natur einfach nicht entspricht.

Mittlerweile sind sehr viele Berufsgruppen und Gesellschaftsschichten von diesem Krankheitsbild betroffen, und ein deutlicher Anstieg ist zu erkennen.

Aber keine Angst, auch wenn die gegenwärtige Gesellschaft und das heutzutage übliche Leben diese Krankheit forcieren, ist jeder anders gestrickt. So muss nicht zwangsläufig jeder ein Burn-out erleben. Es gibt noch viele Menschen, die ihre gesunde Intuition behalten haben und ihr entsprechend handeln, sich Auszeiten nehmen, sich Pausen gönnen und etwas für ihre Gesundheit tun.

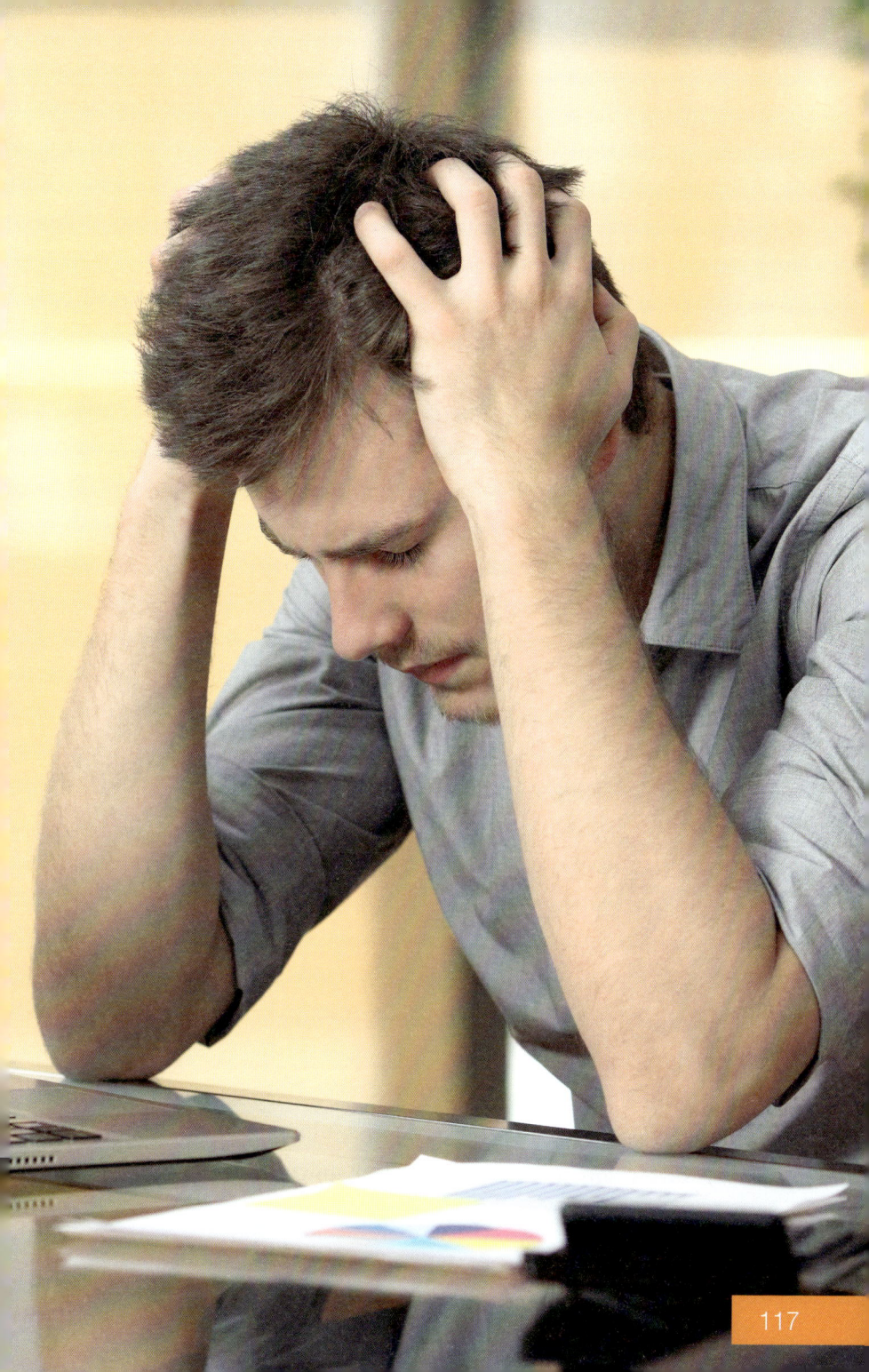

Probleme mit den Atemwegen

Probleme mit den Atemwegen können mehrere Ursachen haben, auch organische. Sie entstehen, wenn einem die Luft wegbleibt. Auch hier steckt das Thema Anstrengung dahinter, etwas ist einem zu viel. Asthma ist oft ein Anzeichen für Ohnmacht, für das Gefühl, ausgeliefert, ohnmächtig zu sein oder sich nicht wehren zu können.

Freiheit ist auch ein wichtiges Thema hinter Problemen mit den Atemwegen. Wenn man nicht so sein kann, wie man ist, und sich unterdrückt fühlt, sagt man ja auch: »Das hat mir die Luft zum Atmen geraubt« oder »Da blieb mir die Luft weg.«

Wenn man durch innere oder äußere Umstände nicht die Möglichkeit hat, sich selbst zu leben und zu sich selbst zu stehen, so zu sein, wie man eigentlich ist, kann es zu diesen Problemen kommen. Es kann auch sein, dass man es eigentlich dürfte, aber sich nicht traut. Oft bilden wir uns ein, wir dürften nicht so sein, wie wir sind, weil das Umfeld wie Familie, Kollegen usw. ablehnend darauf reagieren könnte. Wenn wir uns einfach trauen würden, würde nach einer gewissen Zeit das Umfeld unsere Authentizität auch gut annehmen. Aber wir trauen uns nicht, weil wir ständig auf der Suche nach Zuneigung und Anerkennung sind und nicht das schwarze Schaf sein möchten. Angst vor Zurückweisung ist hier ein großes Thema. Oft ist es so, dass wir uns insgesamt einfach mehr trauen sollten. Wir sollten auf unsere Intuition hören und tun, was wir wirklich wollen. Wir denken oft, wir würden abgelehnt, was meist ein Irrtum ist – das sind unsere Selbstmanipulationen.

Auch da kann meine Arbeit bereits mit einigen Sitzungen gut unterstützen. Je intensiver die Heilenergie ist, desto mehr führt sie den Menschen in seine ursprüngliche Energie. Er wird authentischer, er wird mutiger, und seine Charakterzüge werden stärker. Er kann besser er selbst sein und seine eigenen Wünsche und Wahrnehmungen auch umsetzen und leben.

Meine Sitzungen unterstützen dabei, das Innere zu stärken, authentischer zu leben, sich einfach mehr zu trauen und besser der Intuition zu folgen. Viele Menschen haben leider verlernt, die Intuition wahrzunehmen, oder vertrauen ihrem Bauchgefühl nicht mehr. Doch die eigene Intuition ist ein wesentlicher Aspekt für ein glückliches und erfülltes Leben.

Intuitives Handeln spielt in allen Bereichen des Lebens eine Rolle. Bei den Ess- und Trinkgewohnheiten, beim Sport, beim Schlaf- aber auch beim Suchtverhalten. Vieles kann positiv beeinflusst werden. Wenn Disharmonien im Körper oder in der Seele entstanden sind, braucht man ein Gegengewicht. Man macht etwas, um einen Ausgleich zu schaffen. Der eine raucht mehr oder fängt damit an. Der Nächste trinkt mehr, isst zu wenig, zu viel oder vermehrt ungesunde Sachen. All das ändert sich, wenn die Seele wieder freier wird. Je freier die Seele ist, desto weniger muss ausgeglichen werden, und man tut das Richtige. Man spürt, was man braucht und was richtig ist, und kann auch entsprechend handeln. Die Selbstbehinderung und Selbstsabotage wird weniger und fällt schließlich ganz weg. Man ist auch nicht mehr so anfällig für Manipulationen. Die ganze Werbung, der wir täglich auf verschiedenen Ebenen ausgesetzt sind, gehört hier dazu. Wir leben in einer Welt, in der wir ständigen

Versuchungen ausgesetzt sind. Es heißt aber: »Führe mich nicht in Versuchung.«

Durch Gesundung und Authentizität werden wir immer stabiler, damit wir den eingeflüsterten Bedürfnissen auch gut widerstehen können.

Probleme mit der Schilddrüse

Probleme mit der Schilddrüse sind typisch für die Thematik von Macht und Ohnmacht. Im Laufe der letzten Jahre haben diese Probleme erschreckend stark zugenommen. Viele von uns trauen sich gar nicht mehr, zu sagen, was sie denken, und schlucken alles runter. Das führt zu Fehlfunktionen der Schilddrüse. Hat man lange versucht, sich offen auszudrücken, und mag irgendwann nicht mehr, ist das ein Zeichen für eine Unterfunktion der Schilddrüse. Eine Überfunktion der Schilddrüse hingegen ist ein Zeichen dafür, dass der Mensch noch kämpft, also noch nicht resigniert hat. Es steckt noch Kraft dahinter.

Sie dürfen auch hier genetische Veranlagungen und äußere Einflüsse wie Jodmangel nicht vergessen. Das alles spielt genauso eine Rolle. Interessant ist, dass es in den südlichen Ländern viele Krankheiten gar nicht oder viel weniger gibt. Das liegt daran, dass die Menschen dort viel intuitiver handeln und ihre Emotionen gern zeigen und auch ausleben. Sie sind nicht so reserviert, sondern lassen alles raus, was den Organen wie Lunge, Schilddrüse, Leber, Galle und auch den Nieren guttut.

Bei uns in Westeuropa werden Emotionen meist unterdrückt. Allein durch diese bewusste oder unbewusste Unterdrückung entstehen viele Disharmonien und je nachdem, wie lange und wie intensiv so gelebt wird, sogar heftige Blockaden.

Brustkrebs

Die Brüste stehen für Weiblichkeit und werden dem Mutter-Kind-Verhältnis oder der Beziehung zur eigenen Mutter zugeordnet. Es geht also darum, wie die Frau zu ihrer Mutterrolle steht und wie das Verhältnis zur eigenen Mutter ist. Wenn die Beziehung gestört ist, wenn es Kränkungen gab oder sie etwas als Kränkung aufgefasst hat, kann das zu Problemen im Brustbereich führen.

Als äußere Einflüsse können auch die Metallteile in Büstenhaltern (Bügel und Verschlüsse) zum Entstehen von Brustkrebs beitragen.

Ich empfehle nicht, sich wegen einer genetischen Belastung präventiv die Brüste entfernen zu lassen. Besser ist es, regelmäßig beim Arzt die Vorsorgeuntersuchungen zu machen, damit eventuelle Veränderungen frühzeitig erkannt werden können. Dann können Sie, falls nötig, entsprechend handeln. Wir alle haben viele Krankheitserreger im Körper, die bei dem einen oder anderen ein Leben lang vorhanden sind, ohne auszubrechen. Außerdem ist eine Operation immer mit Risiken behaftet und entfernt nicht das Thema, das hinter der Krankheit steht. Es könnte sich, falls Sie sich zu einer präventiven Amputation entschließen, immer noch anders auf den Körper auswirken.

Probleme mit den Eierstöcken

Hier liegen die grundlegenden Themen im Bereich Partnerschaft, aber auch genetische Faktoren dürfen nicht vernachlässigt werden.

Ein Stressthema ist zum Beispiel der unerfüllte Kinderwunsch. Sehr häufig gibt es den Fall, dass eine Frau aus ärztlicher Sicht Kinder bekommen könnte, es aber trotzdem nicht zu einer Schwangerschaft kommt.

Ich habe wirklich viele Klientinnen im Alter von Ende 20 bis 40 Jahre, die einfach nicht schwanger werden, obwohl alle Untersuchungen dafür sprechen, dass eine Schwangerschaft durchaus möglich ist. Es zeigt sich, dass sie sich irgendwann vorgenommen haben, vielleicht schon als Teenager, keine Kinder zu wollen. Oft stehen hinter solchen Entscheidungen auch familiäre Gründe. Man wurde selbst als Kind nicht gut behandelt, oder die Beziehung zu den Eltern war so schlecht, dass man selbst lieber nicht Elternteil werden wollte. Und so hat man eine so große und starke Suggestion aktiviert, dass diese verhindert, dass die Spermatozoen vom Körper aufgenommen werden. Eine Schwangerschaft ist unmöglich.

Diese Blockaden gilt es dann zu durchbrechen, damit Körper und Verstand wieder im Einklang mit den emotionalen Wünschen stehen und es zur Befruchtung, Schwangerschaft und Geburt kommen kann.

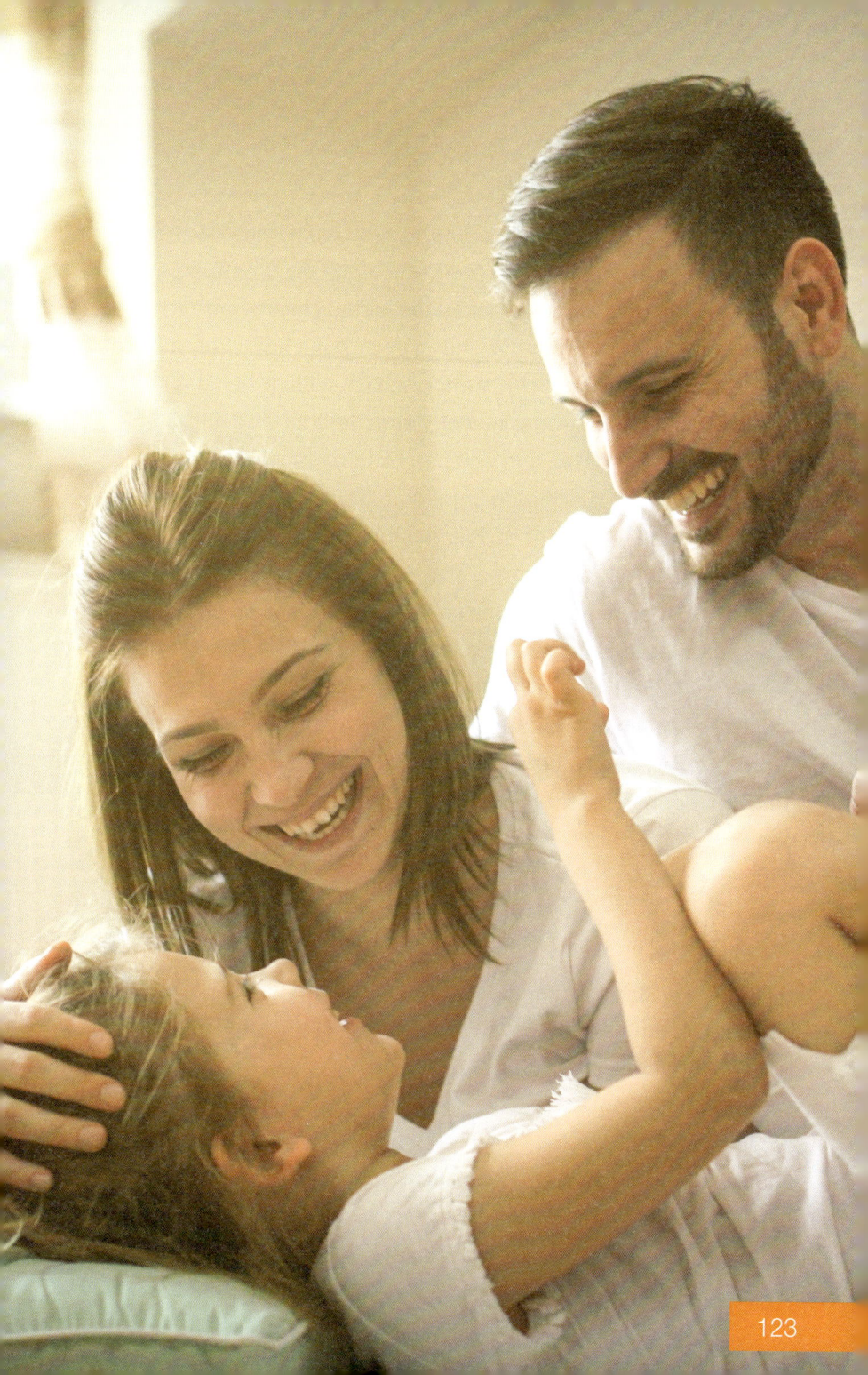

Probleme mit den Hoden

Männer leben heutzutage ihre Männlichkeit nicht immer aus. Sie trauen sich nicht oder können es nicht – oft ist die Erziehung schon »Anti-Macho«, und auf Dauer leidet die Männlichkeit. Natürlich spielt auch die Vater-Sohn-Beziehung eine große Rolle. Wenn diese Beziehung gestört und nicht harmonisch ist, schlägt sich das auf die Entwicklung des Sohnes nieder. Berufsbedingt sind die Väter meist weniger zu Hause, und es leben nicht mehr wie früher mehrere Generationen zusammen unter einem Dach, weshalb auch der Großvater nicht so präsent ist. Wenn dem Sohn die Vorbildfunktion fehlt und somit auch seine Männlichkeit zu kurz kommt oder sich nicht ausreichend entfalten kann, entsteht eine ungesunde Zurückhaltung. Inzwischen gibt es viele Haushalte mit alleinerziehenden Müttern. Das heißt, der Junge hat im schlimmsten Fall so gut wie nie ein männliches Vorbild, eine männliche Person zur Identifizierung und Orientierung und Selbstfindung für die Aktivierung der eigenen Männlichkeit. Es geht hier natürlich nicht um die genetische Vater-Sohn-Rolle, sondern nur um das soziale Verhalten.

Osteoporose

Osteoporose kommt meist bei älteren Menschen vor. Sie ist eine hormonell bedingte klassische Stoffwechselstörung, bei der sich auch die Knochen zurückbilden.

Wenn man allerdings mit 30 Jahren schon Osteoporose hat, sind andere Faktoren dafür verantwortlich. Dann liegt es meist daran, dass kein aktiver und gesunder Lebensstil geführt wird, die Knochen und Muskeln nicht gefordert sind, nicht genügend versorgt werden und sich verändern.

Wenn wir mit unserer Intuition verbunden sind, einen aktiven, optimistischen Lebenswandel führen, uns freuen, einfach einmal glücklich sind, und zwar so, wie es für uns ganz individuell passt, dann leben wir gesünder, länger, und es stärkt unser Immunsystem extrem. Wir drängen damit alle Erkrankungen stark zurück. Man sieht das auch bei bestimmten Kulturen, in denen die Menschen gelassener sind, weniger unter Druck stehen und authentischer leben. Sie bleiben bis ins hohe Alter gesund, bis sie sterben. Sie sind nicht lange krank. Wenn der Zeitpunkt gekommen ist, gehen sie, sind aber bis dahin aktiv.

Bei uns in der westlichen Kultur ist das nicht so. Wir kämpfen schon relativ früh mit Erkrankungen und haben ständig irgendwelche Probleme. Wir leben vielleicht um einiges länger, aber wir sind das ganze Leben über immer wieder krank und instabil und seltsamerweise auch unglücklich.

Multiple Sklerose

Aus meiner Sicht ist Multiple Sklerose fast schon eine psychische Erkrankung, denn sie hat mit großen Ängsten und entsprechenden Emotionen zu tun. Meist sind Menschen betroffen, bei denen die Verhältnisse im Elternhaus nicht ganz intakt waren, sodass sie großen Ängsten ausgesetzt waren. Es ist auch zu beobachten, dass es Phasen gibt, in denen sich die Situation stabilisiert und es den Betroffenen gut geht. Doch sobald Stresssituationen entstehen oder sie eine Unterdrückung erleben oder etwas als Unterdrückung oder Abweisung empfinden, kommen wieder Schübe. Zurückweisung oder Ignoranz ist fast das Schlimmste für sie. Wichtig ist, dass sie ihren Lebensstil ändern und sich solchen negativen Situationen nicht mehr aussetzen.

Gerade bei solch schweren Erkrankungen wie der Multiplen Sklerose brauche ich oft mehrere Termine, um neben der schulmedizinischen Behandlung die Patienten mit meiner Heilenergie zu unterstützen. Je nach Geschichte des Klienten können es 5 oder 50 Termine sein, das ist unterschiedlich. Die Blockaden sitzen ziemlich tief im Unterbewusstsein. Dahinter steht meist eine schwere Traumatisierung, die zu einer Entzündung des Zentralen Nervensystems durch einen massiven Angriff darauf geführt hat.

Auch diese Erkrankung ist im Süden Europas weniger verbreitet als in Deutschland. Aus dem Balkan fällt mir auf Anhieb kein einziger Bekannter ein, der Multiple Sklerose hat, und in Deutschland habe ich unzählige Klienten mit dieser Krankheit. Das mag daran liegen, dass es im Süden mehr Freude gibt. Die Kinder werden gelobt, und, was hier in Deutschland nicht so gut ankommt, die Eltern prahlen sogar mit ihren Kindern. Selbst wenn eine Familie irgendwo in einem Restaurant sitzt, klopft der Vater dem Sohn auf die Schulter und sagt zum Kellner: »Das ist mein Sohn!« Keiner hat ihn gefragt, aber er sagt es einfach aus Stolz. Und die Mutter, wenn sie mit der Tochter unterwegs ist, sagt zum Beispiel: »Schau, meine Tochter hat die gleiche Nase wie ich!« Für das Kind ist das immer etwas Tolles, es ist eine Bestätigung und vermittelt ihm: »Ich gehöre dazu.« Und wenn ein Elternteil dann dem Kind einmal sagt:

»Das darfst du aber nicht machen!«, dann ist es zwar für das Kind unangenehm, aber das viele positive Feedback gleicht es aus.

Probleme im Magen-Darm-Trakt

Der Magen ist das zweite Gehirn des Menschen. Es gibt Menschen, die sehr sensibel und sensitiv sind. Sie verarbeiten viele Erlebnisse und Situationen über den Magen oder das vegetative Nervensystem. »Das schlägt mir auf den Magen«, ist dann ein verbreiteter Ausdruck – man spricht auch vom nervösen Magen. Andere, die eher Kopfmenschen sind, neigen eher zu Migräne, Kopf- und Nackenproblemen.

Es ist also eine Frage der Veranlagung, ob man viel über den Magen verarbeitet. Bei Kindern ist es interessant, zu beobachten, dass sie, wenn sie nicht in die Schule gehen wollen, weil die Mitschüler oder die Lehrer nicht so toll sind, über Bauchweh klagen. Selten wird ein Kind in einer solchen Situation sagen, dass es Kopfschmerzen hat. Kinder sind noch emotionaler, und Emotionales schlägt auf den Magen. Bei Erwachsenen, die immer wieder Probleme mit dem Magen haben, zeigt das, dass sie emotionale Menschen sind. Wenn sie etwas Unangenehmes erleben, äußert sich das im Magen oder im Solarplexus. Die Energien meiner Arbeit bringen hier mehr Balance, damit die belastenden Ereignisse ohne physische Probleme verarbeitet werden können.

Bandscheibenvorfall

Bandscheibenvorfälle haben oft eine psychische Ursache. Früher haben die Menschen viel häufiger körperlich hart arbeiten müssen, hatten aber seltener Bandscheibenvorfälle. Heute hat kaum jemand eine körperlich anstrengende Arbeit, und trotzdem sind viele Menschen davon betroffen. Das liegt an der Last, die jeder von uns herumträgt, die einfach nicht mehr verarbeitet werden kann und sich dann auf diese Art manifestiert. Meist sind die Lendenwirbel betroffen, die mit dem Thema »Verantwortung« in Verbindung stehen. Die Menschen nehmen zu viel Verantwortung auf sich. Häufig sind Schwangere davon betroffen. Die Frau trägt nicht nur das Kind in sich, sie übernimmt für es in der Zeit der Schwangerschaft auch die alleinige Verantwortung. Menschen, die selbstständig sind und Angestellte haben, bekommen auch oft einen Bandscheibenvorfall im Lendenwirbelbereich, weil sie das Unternehmen tragen, die Verantwortung übernehmen und letztlich auch für ihre Mitarbeiter sorgen.

In den letzten Jahren ist zu beobachten, dass auch immer häufiger Vorfälle im Nacken oder im Bereich des oberen Rückens auftreten. Das ist ein Zeichen dafür, dass die Menschen in einer geduckten Haltung laufen. Sie trauen sich nicht mehr, so zu sein, wie sie sind, ziehen die Schultern zusammen, blicken nach unten, machen sich klein und unscheinbar. Diese Fehlhaltung führt an den betroffenen Stellen zum Bandscheibenvorfall. Eine andere Ursache ist, dass man zu hart und streng zu sich selbst ist. Die eigenen Grenzen werden dann nicht gewahrt, sondern man geht darüber hinaus.

Wie kann Erkrankungen und Störungen entgegengewirkt werden?

Vergebung

Vergebung ist der Schlüssel zur Heilung. Vergeben Sie anderen, und befreien Sie sich dadurch von destruktiven Energien wie Zorn, Wut, Groll, Gier, Habsucht, Eifersucht, Angst, Wut und Hass. Diese Emotionen sind wie Gift für unsere Zellen.

Die meisten Blockaden entstehen durch Kränkungen oder Ereignisse, die nicht verziehen werden können. Ob es nun kleinere oder größere Verfehlungen sind: Sie sollten Ihren Mitmenschen vergeben. Nicht, weil es der Mensch, der Sie schlecht behandelt oder enttäuscht hat, verdient hätte, sondern vielmehr, damit Sie wieder heil werden können. Das ist sehr schwierig – für manche Menschen scheint es fast unmöglich, einem Menschen wirklich – also aus ganzem Herzen – zu verzeihen.

Man lebt jedoch permanent in der Enttäuschung, wenn man es nicht schafft, seinen Mitmenschen zu verzeihen oder zu vergeben. Mir ging das sehr lange so. Meine beiden Großmütter und mein Vater gaben mir viel Raum, solch ein Verzeihen und Vergeben zu üben. Ich habe dadurch gelernt, allen Menschen zu vergeben, mich in alle Menschen einzufühlen, die Ursachen für deren Fehlverhalten zu ergründen. Das half mir, wirklich von Herzen vergeben zu können. Ich begann, darum zu beten, dass ich allen Menschen vergeben könne. Und ich habe für jeden gebetet, der mich je enttäuscht hat. Ich sprach: »So möge ihnen vergeben werden und auch mir.« Dies tat ich mit allen, mit denen ich ein Problem hatte – ganz egal, ob es eine Kleinigkeit war oder eine größere Kränkung. Mir fiel auf, dass es mir dadurch immer besser ging. Meine Gedanken kreisten dann nicht mehr ununterbrochen um diese Personen, sondern ich hatte wieder ein Eigenleben. Ich steckte nicht mehr in der Opferrolle fest. Durch das Vergeben und Loslassen konnte ich die Dinge objektiver betrachten.

Ich habe auch angefangen, für jeden Einzelnen von ihnen Kerzen anzuzünden. Das hat mir als visuellem Menschen ebenfalls geholfen, ihnen zu verzeihen. Heute brauche ich keine Kerzen mehr dafür, obwohl bei mir immer eine Kerze brennt. Ich habe um Vergebung gebetet, darum, dass alles zwischen uns geklärt ist und die Personen ihren Weg gehen können – egal, ob sie schon verstorben waren oder nicht. Mir fiel das Vergeben dadurch leichter, dass ich selbst spürte, was die Menschen zu ihrem Handeln bewegt hatte. Ich fühlte mich auch Gott näher, wenn ich spürte, wie sich die Personen gefühlt haben. Ich hörte Gott besser, ich vernahm seine Stimme deutlicher, und dies weckte in mir wiederum die Bereitschaft, den Menschen zu helfen. Wenn sie nicht mehr am Leben waren, betete ich folgendermaßen für sie: »So mögen sie im Himmelreich aufgenommen werden, und alle Sünden und Fehler, die sie begangen haben, bewusst oder unbewusst, mögen aufgelöst werden. So mögen ihnen alle Seelen vergeben. Mögen alle Seelen, die sich gekränkt oder verletzt fühlten oder fühlen, vergeben. Möge jeder seinen Weg gehen und Gottes Gnade erleben.«

Vergeben kann man aber nur im Herzen – nicht mit Worten und auch nicht mit dem Verstand. Erst dann kann das negativ erlebte Gefühl auch wirklich heilen. Das geht immer nur auf der Emotionalebene.

Glaube

In meinen Augen können Menschen nur ernsthaft an Gott glauben, wenn ihnen etwas Schreckliches widerfahren ist. Entweder führen solche Erfahrungen dazu, dass man zurück zu Gott findet, oder das Gegenteil geschieht: Der Mensch fühlt sich von Gott verlassen beziehungsweise nimmt an, dass es Gott nicht gibt. Vielen verletzten Seelen geht es so. Menschen, die bislang noch nie etwas Schreckliches erlebt haben, aber gläubig sind, haben oft keinen sehr tiefen Glauben. Ihnen steht das eigene Ego, das eigene »Ich« im Weg. Sie sind der Meinung, dass Gott dafür da ist, uns unsere Sehnsüchte zu erfüllen – ein sehr kindlicher Glaube. Sie stellen sich Gott wie eine gute Fee vor, die alle Wünsche in Erfüllung gehen lässt. Wenn sich ihre Wünsche nicht erfüllen, fallen sie eher vom Glauben ab, als zu erkennen, dass dieser Glaube mit Spiritualität nichts zu tun hat. Gott hilft uns, wenn wir ihn bitten – keine Frage. Der Mensch ist aber hier, um sich weiterzuentwickeln – hin zu Gott.

Erst wenn der Mensch merkt, dass er in einer schweren Phase weder durch andere Personen Hilfe bekommt noch sich selbst helfen kann, fängt er, wenn er gläubig ist, wieder an, Gott zu suchen. Er begibt sich in Gottes Hand, weil er merkt, dass nichts und niemand sonst ihm helfen kann. In allen Fällen kommt es dann zu einer Erlösung. Diese kann in die eine oder in die andere Richtung gehen. Wenn man sich rechtzeitig darum kümmert, geschieht eine Wende im jetzigen Leben hin zum Glauben. Wenn man es erst zu spät begreift, dann kann es sein, dass die Erlösung auch der Übergang ins nächste Leben ist.

In meiner schwersten Zeit, nach dem Unfall meines Vaters, hatte ich viele Visionen. Auch als Kind war diese Gabe schon sehr stark ausgeprägt. Allerdings musste ich sie, während ich bei meiner Mutter lebte, unterdrücken, denn sie vertrat die Meinung, dass man in der realen Welt leben soll und sich nicht in der irrealen Welt verlieren darf. Bei meinen beiden Großmüttern war das anders. Sie akzeptierten meine Begabung, weshalb sich diese auch bis zum Teenageralter sehr stark ausgeprägt hatte.

Durch das In-mich-Kehren, die Gebete und das Anzünden von Kerzen finde ich auch heute noch Lösungen für meine Probleme.

Im christlichen Glauben sind die 10 Gebote an uns Menschen gerichtete Ratschläge Gottes für ein gesundes Leben.

Wenn wir Gott zur Nr. 1 in unserem Leben machen, sind wir immer auf dem Weg unserer Seele. Diese muss uns nicht durch ein unschönes Ereignis wachrütteln. Wenn wir Stück für Stück alle negativen Energien ablegen, werden wir Gott lieben, werden wir unseren Nächsten lieben – alle unsere Mitmenschen, weil wir entdecken, dass wir allesamt Kinder Gottes sind. Wir erkennen, dass es nicht gut ist, anderen, aber auch den Tieren und der Natur Leid zuzufügen, weil wir damit der Schöpfung nichts Gutes tun. Wir werden von der Gier ablassen, weil sie für das große Ganze ungünstig ist. Wir werden niemandem das Eigentum streitig machen oder die Liebsten des anderen für uns gewinnen wollen. Die Gebote sind also Ratschläge für ein glückliches Leben. Gott hat uns das Ego gegeben, manch einer sagt auch, den freien Willen. Wir können seine Worte befolgen, wir können uns aber auch dagegen entscheiden. Immer aber werden wir selbst die Konsequenzen für unser Verhalten tragen. Was wir in die Welt säen, das werden wir ernten. Wenn wir Liebe verbreiten, empfangen wir diese und wandeln immer weiter auf unserem Seelenpfad. Solange wir die negativen Emotionen unterdrücken, sie nicht wahrnehmen und dadurch in uns speichern, können wir sie nicht wandeln. Die Themen bleiben im Leben bestehen, und wir werden im nächsten Leben wieder mit ihnen konfrontiert werden. Wir können erst weiter auf dem Seelenpfad gehen, wenn die Themen aufgearbeitet wurden.

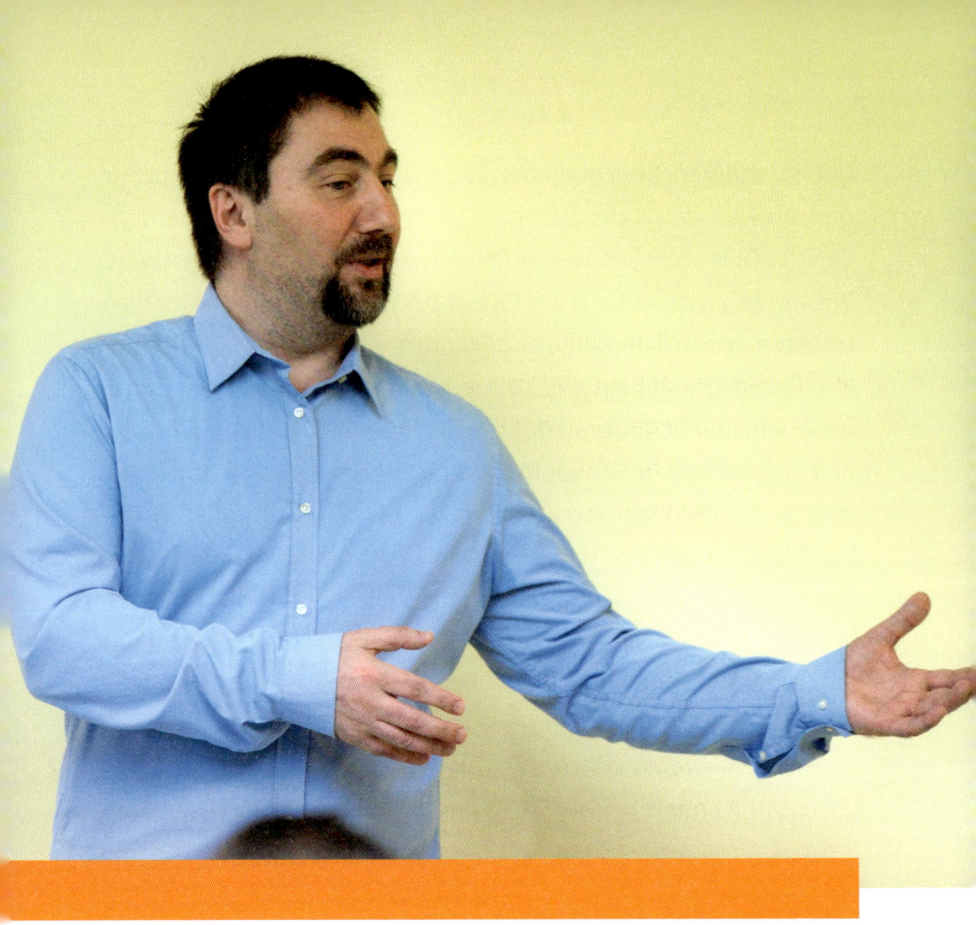

Ausblick –
Das Zusammenwirken von Geistheilung und Schulmedizin

Wie kann eine Zusammenarbeit konkret aussehen?

Der Begriff »Medizin« leitet sich ab vom Lateinischen *in medias ducere*, was soviel bedeutet wie »in die Mitte führen«. Allein diese ursprüngliche Bedeutung des Wortes legt nahe, dass es verschiedene Wege geben muss, die durchaus kombinierbar sind, einen Menschen wieder »in seine Mitte zu führen«. Es liegt an uns Heilern, Therapeuten und Wissenschaftlern, diesen Weg für unsere Patienten/Klienten zu eröffnen.

Bei der Kooperation von Schulmedizin und Geistheilung empfinde ich zwei Bereiche als wichtig: Zum einen, meine Heilmethode zu überprüfen, ihre Wirksamkeit zu testen und nachweisbar zu machen. Das ist mir tatsächlich ein sehr großes Anliegen. Zum anderen, in Zusammenarbeit dem Patienten beziehungsweise Klienten eine leichtere und schnellere Genesung oder zumindest Besserung zu ermöglichen.

Vor vielen Jahren, zu Beginn meiner Selbstständigkeit als Heiler, schrieb ich Hunderte Ärzte in meiner Umgebung an und lud sie ein, meine Methode kennenzulernen. Ich war voller Freude und Enthusiasmus über die Möglichkeiten, die sich aus den Kooperationen ergeben würden. Es kamen nur zwei Ärzte. Mit einem von ihnen entstand dann auch eine mehrjährige Zusammenarbeit.

Ich konnte in einem Fall mithilfe eines Bluttests zeigen, dass ich mich beim Behandeln selbst dermaßen mit meinen Klienten verbinde, dass ich ihre jeweiligen Symptome und Zustände sogar physisch übernehme. So hatte ich unmittelbar nach der Behandlung eines Alkoholikers genau dieselben Blutwerte wie der Klient – im Gegensatz zu meinen sonstigen guten Blutwerten. Daran erkennt man, was ich meine, wenn ich davon spreche, Krankheiten und Symptome auf mich zu nehmen.

Warum mache ich das, sind doch die meisten meiner Kollegen der Meinung, dass es wichtig ist, nichts von den Klienten aufzunehmen und sich sogar zu schützen und nach den Sitzungen zu reinigen? Das ist recht einfach erklärt. Ich habe beobachtet, dass die meisten Menschen ihr Leid (Krankheit) als zu schwer empfinden. Es nimmt ihnen den Raum zum Handeln und, sich zu bewegen. Die Schwere ihres Leids raubt ihnen die Hoffnung, Heilung und Gesundung oder auch nur Erleichterung zu erlangen. Wenn ich ihnen einen ordentlichen Teil ihres Leids abnehme, kann Gesundung viel leichter und schneller geschehen.

Der zweite Bereich ist die tatsächliche Zusammenarbeit im Wirken am Menschen selbst. Auch hier blicke ich auf gute Erfahrungen und Ergebnisse zurück. Ich bin, im Gegensatz zu vielen meiner Heilerkollegen, kein Gegner der Schulmedizin und schon gar nicht der Wissenschaft an sich. In meiner knapp bemessenen Freizeit befasse ich mich sehr gern mit medizinischen Neuerungen. Es ist ein unglaublich weites und spannendes Feld, das mich fasziniert. Es geht nicht mehr um ein Entweder-oder, sondern um ein gemeinsames Heilen.

Aus Erfahrung weiß ich, dass verschiedenste Techniken, Anwendungen und Behandlungen durch meine Arbeit gut ergänzt und in ihrer Wirkung sogar potenziert werden können. Warum sollten nicht alle davon profitieren? Ich schicke kranke Menschen immer zum Arzt, falls sie sich noch nicht in ärztlicher Behandlung befinden.

Wie kann eine derartige Kooperation nun tatsächlich aussehen? Der Patient kann zum Beispiel vom Arzt auf sich und seine Erkrankung optimal eingestellte Medikamente bekommen, die seine schwerwiegenden Symptome deutlich lindern oder verschwinden lassen. Gleichzeitig kommt er regelmäßig zu mir in die Behandlung. Dadurch kann im Laufe der Zeit die Dosis der Medikamente deutlich reduziert werden beziehungsweise kann vielleicht sogar ganz darauf verzichtet werden, wenn es zu einer vollständigen Heilung kommt. Dies gilt für körperliche, aber auch für psychische Probleme.

Wenn starke Medikamente zu schweren Nebenwirkungen führen, kann meine Methode helfen, das Leid zu erleichtern und die positive Wirkung des Heilmittels zu verstärken.

Eine Operation ist immer eine mehr oder weniger starke Verletzung des Körpers durch Schnitte und Nähte. Sie kann ein Schock für das ganze menschliche System sein, auch wenn der Patient zuvor informiert wurde und über den Eingriff Bescheid weiß. Oft spielen auch große Ängste des Patienten eine Rolle, oder das Narkosemittel hat bestimmte Nebenwirkungen oder macht Probleme. All diese Bereiche können durch meine Behandlung vorbereitet und begleitet werden, wodurch sie wesentlich besser und harmonischer erlebt werden – wie auch die anschließende Heilung und Regeneration.

Meine Methode funktioniert besonders über die hohe Intensität der Energie, die ich aufbringe. So können zum Beispiel Narkosemittel sehr viel schneller aus dem Körper ausgeschieden werden.

Vor einiger Zeit reiste eine Klientin aus Österreich an, die sich nach einem kleinen operativen Eingriff in der Tagesklinik nicht mehr von den Narkosemitteln befreien konnte. Selbst Wochen nach dem Eingriff schlief sie viele Stunden pro Tag, wurde von Übelkeit und Schwindel geplagt, und weder der zuständige Arzt noch eine Internet-Recherche brachten eine Lösung. Schon einen Tag nach meiner Behandlung wurde sehr viel über den Harn ausgeschieden, der auch dunkel gefärbt und geruchsintensiv war. Sofort kamen die Lebensgeister zurück, und nach einem weiteren Tag konnte sie wieder fit und erholt abreisen. Was war durch die Energie geschehen? Alle Ausscheidungsorgane, die mit den ungewohnten, hochdosierten Mitteln überfordert waren, wurden aktiviert und in ihrer Arbeit und Energie gepusht, damit sie die Medikamente schneller verarbeiten und ausscheiden konnten.

Gerade hochsensible Menschen, die selten oder nie Medikamente einnehmen, können auf Narkosemittel sehr stark reagieren, und der Körper kann dadurch überfordert werden.

< Ausblick >

Eine andere meiner Klientinnen geht einmal pro Woche zur Massage, vor allem ihr Rücken ist sehr verspannt. Wir arbeiten jedoch regelmäßig an Blockaden im Unterleib und im Ausdruck und Selbstausdruck, die mit dem Hals und der Lunge in Verbindung stehen. Nach einem intensiven Wochenende bei mir staunte wenige Tage danach die Masseurin nicht schlecht. Sie sagte: »Das ist der Rücken eines anderen Menschen. Viel lockerer und entspannter. Was haben Sie gemacht? So etwas habe ich noch nicht erlebt!«

Auch bei Multipler Sklerose konnten Neurologen einen Unterschied durch meine Arbeit feststellen. Die meisten meiner Klienten gehen selbst oder auf meinen Rat hin regelmäßig zum Arzt. Zum einen, um die Veränderungen zu dokumentieren, zum anderen aber natürlich wegen der ärztlichen Begleitung. Bei Multipler Sklerose ist eine Verbesserung des Zustands dadurch sichtbar, dass die Entzündungswerte zurückgehen. Das ist sehr aufbauend und motivierend für die Betroffenen. Dennoch braucht es viel Geduld, weil die zugrunde liegenden Blockaden meist tief im Unterbewusstsein sitzen.

Bei Lebererkrankungen wie beispielsweise der Fettleber können positive Veränderungen durch ein Blutbild und die Bestimmung der Leberwerte festgestellt werden.

Ich wiederhole immer wieder: Meine Arbeit ist keine »Fingerschnips-Methode«, die von einer Sekunde auf die andere Heilung bringt. Sie ist wie eine Therapie zu sehen, die Wiederholung,

Geduld und Zeit braucht. Wenn der Klient die Bereitschaft dazu mitbringt, ist vieles möglich. Wir sollten uns erinnern, dass die meisten unserer Krankheiten nicht plötzlich von einem Tag auf den anderen entstanden sind oder bestehen, sondern manchmal über Jahre, oft sogar über Jahrzehnte oder schon von Geburt an beziehungsweise seit der Zeit im Mutterleib.

Für die Zukunft ist es wünschenswert, dass Schulmedizin, Komplementärmedizin und Geistheilung in gegenseitigem Respekt zum Wohl der Menschen zusammenarbeiten. Es wird wohl noch eine Weile dauern, bis es so weit ist. Aber die Fährte ist schon gelegt dank engagierter Heiler, die ihre Arbeit von approbierten Ärzten, Psychologen und Wissenschaftlern überprüfen lassen. Nur so kann es gelingen, das Phänomen der geistigen oder energetischen Heilung von Vorurteilen zu befreien, die leider immer noch verbreitet sind. Es gibt aber immer mehr Menschen, die von der Schulmedizin enttäuscht oder sogar aufgegeben wurden und einen Geistheiler aufsuchen.

Ich freue mich, die Menschen glücklich zu machen oder zu sehen, wie etwas Unmögliches möglich wird und sich langjährige Beschwerden auflösen. Wenn ich miterlebe, wo die Menschen am Anfang standen und wo sie jetzt sind, ist das mein größter Lohn. Das ist mein Leben, und ich arbeite dafür rund um die Uhr.

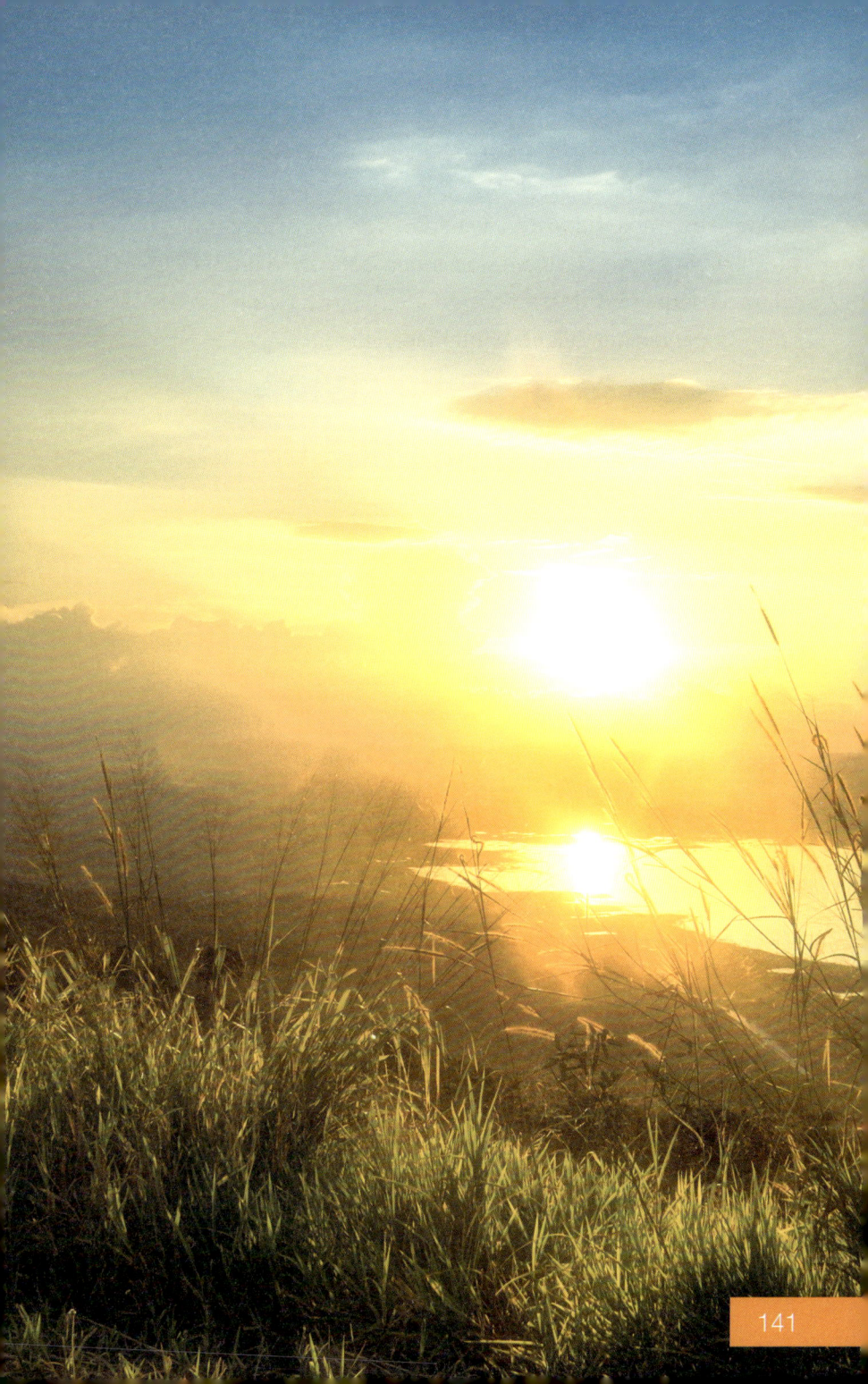

Erfahrungsberichte und Leserbriefe

Im Laufe der Jahre habe ich viele Briefe von Menschen erhalten, die dankbar für mein Wirken sind. Menschen, die in großer Not waren und Hilfe gefunden haben. Gern möchte ich ein paar dieser Erfahrungen meiner Klienten mit Ihnen teilen.

Mitteilung von Psychotherapeut Dr. Thomas Weis

Immer wieder wird die Frage gestellt, ob Geistheilung Krankheiten heilen oder Beschwerden lindern kann. Dabei ist der wissenschaftliche Nachweis vielfach erbracht, in neuerer Zeit etwa von Sandy Edwards. In ihrem 2017 erschienenen Buch »Healing in a Hospital: Scientific evidence that spiritual healing improves health« stellt sie 200 gute dokumentierte Fälle zusammen. Auch Rade Maric gehört zweifellos zu den Geistheilern, die ihre Heilwirkung seit Jahren immer wieder aufs Neue beweisen. Dabei hält er sich strikt an die Regel, kein Heilversprechen abzugeben, und sucht ganz bewusst die Zusammenarbeit mit Ärzten, Heilpraktikern und Psychotherapeuten. Das unterstreicht nicht nur seine Seriosität, damit ist er zugleich ein Vorreiter einer Entwicklung, die z. B. in englischen Krankenhäusern schon Einzug gehalten hat und die in der Medizin der Zukunft immer selbstverständlicher werden wird.

Gern bezeuge ich das authentische Anliegen, die Ernsthaftigkeit und die Wirksamkeit seiner Heilbehandlungen und freue mich auf eine weiterhin fruchtbare Zusammenarbeit.

< Ausblick >

Heilungsbericht von Fabian W.

Es geht mir immer besser. Vieles ist jetzt wieder möglich, von dem ich dachte, dass es mir mein restliches Leben verwehrt bleibt. Damit meine ich ganz selbstverständliche Dinge wie Auto zu fahren, zu kochen, einzukaufen, mich mit Freunden zu treffen, lange Spaziergänge zu machen, bei denen ich mittlerweile kleine Abschnitte laufe, um nur einiges zu nennen. Nie hätte ich es für möglich gehalten, so eine gravierende Veränderung zu erleben. Allein die Tatsache, dass ich am Leben bin, führt mir vor Augen, welch großes Wunder mir widerfahren ist. Heute geht es mir wieder gut. Dem war nicht immer so.

Ich werde sterben, hieß es. Ich solle mir ein Sterbehospiz suchen und mich um die letzten wichtigen Erledigungen kümmern. Das schulmedizinische Repertoire sei nun ausgeschöpft, und mir würde nicht mehr viel Zeit bleiben. Das wurde mir vor etwa zweieinhalb Jahren von ärztlicher Seite mitgeteilt. Mit mir ging es stetig bergab, bis ich diesen Tiefpunkt im Leben erreichte. Doch der Beginn meiner Geschichte geht weitere dreieinhalb Jahre zurück.

Mit Mitte zwanzig wurde bei mir die Diagnose Lymphdrüsenkrebs gestellt. Das war nach einer kleinen Odyssee von Hausarzt über Hals-Nasen-Ohren-Arzt bis hin zum Lungenfacharzt, der mich letztlich in eine Klinik überwies. Ich hatte einen faustgroßen Tumor hinter dem Brustbein. Dieser verursachte Keuchhusten und einen geschwollenen Hals. Ebenfalls hatte ich die für Lymphdrüsenkrebs typischen Symptome wie Niedergeschlagenheit, Müdigkeit, Fieber, Durchschlafprobleme und nächtliches Schwitzen. Es hat lange gedauert, die wirkliche Ursache zu finden, da die Symptomatik für einen gewöhnlichen Infekt sprach. Ein Röntgenbild sorgte schließlich für Klarheit. Keine Woche verging, bis mit der schulmedizinischen Behandlung begonnen wurde. Dazu zählten Strahlen- und Chemotherapie. Beide waren gut verträglich und verursachten kaum Nebenwirkungen, sodass ich selbst am Tag der Behandlung noch körperlich aktiv sein konnte. Bei den Verlaufskontrollen war zu sehen, wie der Tumor immer kleiner wurde und bald ganz verschwand. Die Therapie hat gut angeschlagen, und die Heilungschancen lagen laut Statistik bei über 90 %. Ich war guter Dinge.

Dennoch, eineinhalb Jahre später, das Rezidiv. Diesmal im Hüftgelenk. Die folgenden Chemotherapien waren begleitet von einem stationären Aufenthalt, da diese viel härter in ihren Nebenwirkungen und nur schwer zu ertragen waren. Der Krebs schien wenig beeindruckt. Viele, lange und invasive Therapiemaßnahmen wurden unternommen, doch die Tumormasse nahm zu. Dann die erste Hochdosischemotherapie mit autologer Transplantation. Kurz darauf die zweite mit anschließender Knochenmarkstransplantation. Krankenhausaufenthalt über zwei Monate. Die Therapie war erfolgreich, der Krebs war weg, doch gesund war ich nicht. Das neue Knochenmark, das ich nun in mir trug, war von meinem Vater gespendet. Es hatte also nicht die gleiche DNA, sodass das neue Immunsystem, das daraus entstand, meinen Körper als fremd erkannte und ihn angriff. Ich nahm eine große Anzahl verschiedener Medikamente ein, darunter starke Immunsuppressiva. Trotzdem machte sich die chronische Spender-gegen-Wirt-Krankheit durch zahlreiche Symptome bemerkbar. Dazu gehörten ein Reizdarm, trockene Haut und Augen, eine entzündete Lunge, entzündete Schleimhäute, starke Krämpfe, die mich mitten in der Nacht aus dem Schlaf rissen und bis zu einer Viertelstunde andauerten. Niedergeschlagenheit und Müdigkeit waren meine ständigen Begleiter, die mich stark im Alltag einschränkten. Ich war endlich krebsfrei, aber von einer normalen Gesundheit weit entfernt. Nicht in der Lage, mich selbst zu versorgen, wohnte ich immer noch bei meinen Eltern und blickte betrübt in die Zukunft. Nach eineinhalb Jahren dann der erneute Schock: »Auf dem MRT sind wieder Krebszellen zu erkennen.«

Das zweite Rezidiv. Für mich sei nichts mehr zu machen, Heilung ausgeschlossen. Die Klinik könne mir lediglich eine Palliativbehandlung anbieten. Eine lebensverlängernde Maßnahme, mit der mir im günstigsten Fall noch zweieinhalb Jahre bleiben würden. Ohne wären es wenige Monate. Mein Schicksal schien besiegelt.

Ich konnte mit dieser Nachricht überhaupt nicht umgehen. Zuerst fühlte ich mich vollkommen leer und war innerlich ganz steif, wie eingefroren. Ich war schockiert. Später brach ich unter Tränen zusammen und befand mich in einem ganz wirren geistigen Zustand. Völlig überfordert von der Situation versuchte ich, mich zu beruhigen, was mir kaum gelang. Niemals in meinem Leben hatte ich mich im Inneren so erschüttert gefühlt. Bald würde ich für immer gehen, dachte ich. Erst in diesem Moment wurde mir wirklich klar, um was es hier eigentlich ging – um mein Leben. Die letzten Jahre stand das bei mir überhaupt nicht im Fokus. Ich dachte daran, dass ich durch den Krebs Zeit verliere, wenn ich wieder gesund bin, vieles nachholen muss ... Als junger Erwachsener wollte ich gerade ins Leben starten, doch die Erkrankung kam mir dazwischen. Sie sollte schnellstmöglich verschwinden. Diese ganze Situation empfand ich als lästig, als wollte ich meinem Körper sagen, er solle aufhören zu spinnen und sich endlich zusammenreißen. Ich war überhaupt nicht im Kontakt mit mir selbst, strebte falschen Idealen hinterher und war völlig verblendet. Doch plötzlich änderte sich meine Einstellung zum Leben schlagartig. Die Dinge außerhalb waren auf einmal irrelevant. Es ging jetzt nur um mich und meinen Körper. Mir wurde mit einem Mal bewusst, wie wertvoll mein Leben ist. Erst mit der Nachricht, dass ich bald sterben werde, hat sich in mir etwas geregt.

Meine Zeit war jetzt umso kostbarer, also fing ich an, zu überlegen, was ich in den nächsten Wochen noch erledigen möchte. Ich machte mir Gedanken darüber, wie ich mich von Freunden und Verwandten verabschiede, wen ich noch einmal sehen und sprechen möchte, ob ich mein Hab und Gut verschenke oder welche Musik auf meiner Beerdigung gespielt werden soll. Das Nachdenken über solche Dinge setzt einem zusätzlich zu. Aber was mich in dieser Zeit am meisten beschäftigte, war etwas anderes. Es war die Frage, was mit einem Individuum nach dessen Tod passiert. Diese Ungewissheit darüber, was auf einen zukommt, wo man bald sein wird, verursachte mir großes Unbehagen. An eine Existenz in einem Jenseits, in einer immateriellen Welt, glaubte ich auch nicht. Zwar religiös erzogen, doch in der wissenschaftsorientierten, westlichen Welt aufgewachsen, stand ich dem Prinzip

Gott und Glaube sehr skeptisch gegenüber. Solange es für etwas keinen Beweis gab, hat es für mich nicht existiert. Religion hatte für mich einen traditionellen Stellenwert und gab nützliche Antworten auf ethische Fragen, doch Fragen bezüglich des Todes oder einer Welt hinter unserer, die es für mich eben nicht gab, beantwortete sie nicht. Am wahrscheinlichsten schien es mir, dass der Körper zusammen mit dem Geist einfach »verschwindet«. Dass das Selbst, beziehungsweise das »Ich«, bald nicht mehr da ist, war meine größte Angst.

Obwohl ich selbst eigentlich nicht mehr daran glaubte, es doch noch zu schaffen, wollte ich keine Chance unversucht lassen, also informierte ich mich darüber, was es im alternativmedizinischen Bereich für Möglichkeiten gab. Im Internet stieß ich auf eine recht umstrittene Krebstherapie mit hochdosiertem Cannabisöl. Ich begann umgehend mit der Einnahme. Trotz des hohen Wirkstoffgehalts, der deutlich zu spüren war, merkte ich, wie ich immer schwächer wurde. Mit immer weniger Gefühl in Füßen und Beinen, musste ich bald auf Krücken zurückgreifen, um mich fortzubewegen. Der Krebs breitete sich aus, das war gewiss. Zu dieser Zeit kam meine Schwester auf mich zu und bat mir an, einen Geistheiler zu besuchen. Obwohl ich so etwas wie Geistheilung für Scharlatanerie und Spinnerei hielt, wollte ich jede Möglichkeit nutzen und machte einen Termin aus.

Wenige Tage darauf saß ich bei besagtem Geistheiler und empfing seine Heilenergie. Es dauerte ein wenig, und bald befand ich mich in einem schönen, tranceartigen Zustand voller Leichtigkeit. Diese mysteriöse, immaterielle Heilenergie breitete sich in meinem Körper aus und bescherte mir eine wundervolle Erfahrung. Mit zufriedenem und ruhigem Geist konnte ich endlich entspannen und den Stress der fürchterlichen letzten Wochen loslassen. Dunkelheit und Elend räumten das Feld für Liebe und Frieden. In mir ging für einen Moment ein Licht an, das meine bis dato vernünftige, wissenschaftliche Weltanschauung mit einem Mal zerbrach. An einer Stelle in der Bauchgegend begann es zu schmerzen. Zeitgleich spürte ich, wie sich Emotionen lösten. Tränen flossen. Völlig beflügelt genoss ich den Moment.

Nach einer Weile hörte die Energie auf, zu wirken. Ich war mir bewusst, dass mir soeben die wohl wichtigste Botschaft, die man im Leben erhalten kann, überbracht worden war. Es war die Nachricht, dass es Wichtigeres gibt als das, was wir oftmals wollen. Wir haben eine Pflicht hier auf Erden, der wir nachkommen müssen. Wir sind mehr als Lebewesen, die geboren wurden und sich eines Tages für immer verabschieden. Wir haben in uns einen unsterblichen, göttlichen Kern, die Seele, für die wir Verantwortung tragen, die unser Verstand oftmals übergeht, nicht beachtet, die aber unsere wahre Identität ausmacht. Unsere Pflicht ist es, die Seele zu respektieren und zu pflegen. Ein Leben in Verbindung mit Gott zu führen und seinen Willen über unseren zu stellen.

Fortan begann ich, jeden Tag den christlichen Glauben zu praktizieren. Innerlich war ich seitdem viel ruhiger. Mir war bewusst, dass ich mich immer noch in einem sehr kritischen Zustand befand. Es war nicht klar, wie die Behandlung durch den Geistheiler anschlagen würde. Zu sterben war nicht unwahrscheinlich. Dennoch: Die Angst vor dem Tod war weg. Ich wusste, dass mein Kern woanders existieren würde. Auch wenn mein Körper stirbt, ich würde leben.

Im Laufe der nächsten Wochen bekam ich weitere energetische Behandlungen, trotzdem ging es mir immer schlechter. Der Krebs nahm überhand. Mein Körper war durchsät von Tumoren. Betroffen waren Lymphknoten, Muskelgewebe, mehrere Knochen, darunter fünf Wirbel, die Leber, und ein faustgroßer Tumor drückte auf meinen Spinalkanal. Er war die Ursache für die Lähmung in Beinen und Füßen, die stets voranschritt. Da einige meiner Wirbel komplett vom Krebs zerfressen waren, war die Wahrscheinlichkeit, einen Wirbelsäulenbruch zu erleiden, enorm. Ich musste ständig ein Korsett tragen, das meinen Rücken stützte. Zusätzlich litt ich an starkem Juckreiz, einem typischen Symptom für Lymphdrüsenkrebs. Bald hatte ich überall blutige Stellen, die nicht heilen konnten, weil ich sie wiederholt aufgekratzte. Bis zum heutigen Tag habe ich Narben, die mich an diese Zeit erinnern. Weil sich mir außer einem schnellen Tod keine weitere Alternative bot, entschied ich mich doch für die Palliativbehandlung. Dazu zählten eine recht intensive Strahlentherapie und ein Medikament, das das Immunsystem stärkte und dazu bewegte, den Krebs anzugreifen. Erfreulicherweise habe ich auf beide Methoden gut angesprochen.

Die Palliativmaßnahme stoppte den Krebs und drängte ihn etwas zurück, für unbestimmte Zeit. Die Prognose: immer noch fatal.

Dennoch, ich war jetzt ein anderer. Dieser Schlüsselmoment, diese göttliche Erfahrung, die ich wenige Wochen zuvor gehabt hatte, schenkte mir einen kleinen Funken der Zuversicht. Denn ich wusste, würde ich sterben, stürbe bloß mein Körper, als könne ich gar nicht verlieren. Dieser Funke war wenig, doch klammerte ich mich fest daran. Ich betete jeden Tag. Immer mehr, mit starkem Glauben. Wenn ich mich an dieses kleine Licht in mir wandte, entfloh ich der ganzen Trauer und Resignation, die mich sonst umgab. Mit jedem Mal wuchs diese Zuversicht und mit ihr die Hoffnung. Die Hoffnung auf Besserung jeglicher Art, ganz bescheiden. Irgendwann entfachte aus dem Funken eine kleine Flamme, und ich wagte mich gedanklich in neue Höhen. Was, wenn die Ärzte falsch lägen, überlegte ich. Ich dachte nicht an eine komplette Heilung, doch ich fragte mich, ob es eventuell nicht ganz so schlimm ausgehen könnte wie prognostiziert. Je mehr ich diese Gedanken nährte, desto mehr ersetzte das Gute das Schlechte in mir, desto entschlossener war ich, an mir zu arbeiten und mein Schicksal zu ändern.

Nach fast drei Monaten Krankenhausaufenthalt wurde ich nach Hause entlassen. Ich spielte mit dem Gedanken, erneut Behandlungen bei dem Heiler wahrzunehmen. Vielleicht würde es beim zweiten Anlauf klappen, dachte ich. Als ich dessen Name googelte, stieß ich ganz zufällig auf ein Video von einer energetischen Behandlung eines anderen Heilers. Das Video hinterließ bei mir großen Eindruck, da sich dabei extreme Reaktionen der Klienten zeigten. Manche lagen auf dem Boden, schrien und schüttelten sich wie verrückt. Es war teilweise erschreckend anzusehen. Für mich sah es weniger nach einer energetischen Behandlung aus, es glich einem Exorzismus. Erschrocken, aber gleichermaßen beeindruckt, besuchte ich die Internetseite des Heilers – es war die Seite von Herrn Maric. Ich hatte ein gutes Gefühl, Herr Maric machte einen seriösen, bodenständigen Eindruck und wirkte nicht abgehoben-esoterisch wie zahlreiche andere Heiler, deren Seite ich zuvor besucht hatte. Wenige Tage später vereinbarte ich einen Termin.

So lag ich schließlich auf einer Liege in einem von Herrn Marics Behandlungszimmern. Er wusste über meine Krankheit Bescheid. Das Ergebnis würde ganz gut ausfallen, meinte er, als er mich und meinen kranken Körper sah. Daraufhin legte er seine Hand auf. Anfangs blieb ich ruhig, doch mit der Zeit fing etwas in mir an, sich zu regen. Ich begann, auf die Energie zu reagieren, erst leicht, doch bald genauso heftig wie die Leute in den Videoaufnahmen. Es war, als würde diese göttliche Energie auf das Schlechte in mir treffen. Als gäbe es eine Art Kurzschluss, der alle Negativität in einem bekämpft. Je heftiger dieser »Kurzschluss« ausfiel, desto lauter schrie und desto stärker schüttelte ich mich. Teilweise so stark, dass ich die Kontrolle über meinen Körper verlor und mein Verstand unfähig wurde, überhaupt nur einen Gedanken zu fassen. Herr Maric verließ daraufhin das Zimmer und ließ mich ruhen, bis er wieder eintrat und das Gleiche wiederholte. Mit jedem Mal wurde es stärker und anstrengender. Beim Ruhen befand ich mich in einer Art friedlicher Trance. Wie wenige Monate zuvor spürte ich eine wundervolle Energie in mir. Ich vergaß alles um mich herum und genoss mit klarem Geist den Moment. Es war ein wohliges Gefühl der Geborgenheit, das mich wie eine wärmende Decke umhüllte.

Wieder war ich in diesem Zustand voller Frieden und Liebe. Bald begann eine kranke Stelle, zu schmerzen. Da wusste ich: Heilung geschieht.

Gedankenlos genoss ich dieses Gefühl, bis sich mir plötzlich ein Bild vor meinem geistigen Auge zeigte. Zu sehen war eine Art Route auf einem Navigationsgerät. Der Anfang war der Beginn meines Lebens. Weiter zu sehen waren verschiedene Lebensstationen, bis zum heutigen Tag. Darauf sah man, wie ich mich auf meinem Lebensweg, auf diesem Pfad, fortbewege. Erkennbar war auch, dass dieses Ich, diese Version von mir, krank war, von Beginn an. Nicht körperlich krank, sondern geistig. Das Gesicht war eine groteske Grimasse, blockiert, in seinem Wesen gestört. Direkt daneben befand sich ein zweites Gesicht, als wäre es im Schatten, etwas abseits vom Rest des Bildes. Dieses war mein wahres Ich. Meinen Blick erwidernd, schaute es mich an, als wüsste es, was vor sich geht. Als würde es mir sagen, dass das, was hier passiert, nicht in Ordnung sei. Die gestörte Version meiner selbst hat mein komplettes Leben gestaltet, mein ganzes bisheriges Leben gelebt. Mein wahres »Ich« hat dabei nur zugeschaut.

Nach zwei anstrengenden Stunden kam ich erschöpft aus dem Behandlungszimmer. Bei einem kurzen Gespräch erklärte mir Herr Maric das Prinzip seiner Behandlungsmethode. Krankheit hätte oftmals ihren Ursprung im seelischen Leid. Die Seele müsse heilen, damit der Körper gesundet. Er fügte hinzu, es würde bei mir einiges an Arbeit anstehen. Doch er sei zuversichtlich, dass seine Therapie mir helfen würde. Beeindruckt von der Wirkung und Intensität der Energie, machte ich für die nächsten Wochen weitere

Termine aus. Die Tage nach der Behandlung ging es mir schlecht. Ich war träge, und meine Laune war im Keller. Es war die Antwort des Körpers auf die große Menge Energie, wie Herr Maric mir später erklärte.

Zu Hause gab es eine Sache, die sich mir immer wieder in Erinnerung rief. Es war dieses Bild, das sich mir im Zuge der Behandlung vor meinen Augen gezeigt hatte. Diese Route mit den beiden Gesichtern von mir. Je länger ich dieses Bild analysierte, desto klarer wurde mir dessen Sinn. Die Kernaussage war, dass mein wahres Selbst blockiert war. Durch zu viele Verletzungen und Schmähungen, die es im Leben ertragen musste, befand es sich im Abseits. Weggesperrt durch Ängste und Kränkungen, wie in einem Kerker. Im Schatten eines anderen, einer verzerrten Version meiner selbst. Es war das Resultat all der Geschehnisse, die mir in meinem Leben widerfahren sind. Durch all das Leid, das ich in der Vergangenheit zu ertragen hatte, entstand dieser kranke Anteil meines Ich. Dieses war es, das meinen Lebensweg lebte und bestimmte – von frühester Kindheit an. Es hat die Schule besucht, hat Freundschaften geschlossen, Entscheidungen getroffen, ist erwachsen geworden … Mein wahres Ich hingegen war unfähig, zu handeln, und sah tatenlos zu.

Wenn ich an meine Kindheit zurückdenke, kommen mir viele schöne Momente in den Sinn, doch sind es meist einzelne Geschehnisse, an die ich mich gern erinnere. Diese Erinnerungen überdecken einen wesentlich dunkleren Teil meiner Vergangenheit. Schon als Kleinkind war ich oft traurig gestimmt. Ich hatte ein geringes Selbstwertgefühl und war sehr schüchtern, vor allem, wenn ich mich in einem neuen Umfeld befand. In der Familie bin ich sehr still und zurückhaltend gewesen. Zwar wurden ich und meine Schwester, zumindest bis zu meiner Jugend, gleich behandelt, doch fühlte ich mich wie ein Außenseiter. Schon damals dachte ich, dass da etwas falsch läuft. Gegenüber der Familie entwickelte ich ein Gefühl der Fremde, das mich vermutlich in meiner Entwicklung prägte.

Ansonsten war die Stimmung zu Hause nicht gerade herzlich. Der Umgang miteinander war eher ruppig, meine Eltern stritten oft. Man wurde angeschrien, teilweise grundlos, manchmal beleidigt und erniedrigt. Unsere Eltern haben mich und meine Schwester sehr autoritär erzogen. Ein angenehmes familiäres Beisammensein gab es, jedoch war dies recht selten. Das Familienklima war stets sehr kühl.

Mit dem Beginn der Pubertät wurde es noch schlimmer. Denn zu dieser Zeit zog meine Schwester zum Studieren aus. Nun bekam ich jeden Tag die doppelte Portion negativer Aufmerksamkeit. Es war, als hätten meine Eltern ein bestimmtes Pensum an Geschrei, das sie jeden Tag erfüllen mussten. Wenn meine Schwester alle paar Wochenenden zu Besuch kam, war der Umgang mit ihr plötzlich freundlich und respektvoll. Fortan war ich das schwarze Schaf der Familie und meine Schwester das Lieblingskind. Mit der Zeit wurde die Situation für mich immer schwieriger zu ertragen.

Kurz darauf fing ich an, Cannabis zu rauchen. Es war ein Mittel, der ständigen psychischen Belastung zu entfliehen. Wenn ich etwas rauchte, war es, als hätte ich die Lösung für meine Probleme gefunden – ich war entspannt und zufrieden. Ebenfalls bekam ich dadurch ein angenehmes Körpergefühl, ich fühlte mich richtig wohl in meiner Haut. Diese gewisse Wärme, die mich dabei erfüllte, hat es besonders attraktiv für mich gemacht, denn zu Hause erhielt ich keine Wärme. Gekifft habe ich meist am Wochenende, manchmal allein, doch überwiegend mit Freunden. Viele von ihnen haben wohl aus dem gleichen Grund damit angefangen. Entweder hatten sie auch ein schwieriges Elternhaus oder anderweitige Probleme. Im Nachhinein denke ich, dass diese Art von Freunden mein Schicksal war.

Die darauf folgende Zeit wurde noch schwieriger. Das Cannabis half mir zwar, meine chronische Schwermut auszublenden, jedoch tat es nichts, um die darunterliegenden Traumata zu heilen. Probleme wurden weiterhin verdrängt, sodass mit den Jahren immer mehr seelischer Ballast hinzukam. Folglich wurde meine psychische Verfassung zunehmend schlechter. Aus Schwermut wurden Depressionen. Diese waren bald so stark, dass ich gar nichts mehr fühlte. Ich war emotional taub. Ein Gefühl des Getrenntseins von mir und meiner Umwelt begleitete mich regelmäßig. Bald wurde dieser Zustand chronisch, und ich fühlte mich, als würde ich die ganze Zeit neben mir stehen. Das Abitur habe ich mit Ach und Krach bestanden und zog zum Studium in eine größere Stadt. Ich baute psychisch weiterhin ab. Bald begab ich mich in psychiatrische Behandlung und bekam Antidepressiva verschrieben. Diese brachten keinerlei Besserung. Die Depressionen wurden so stark, dass ich mein Studium abbrechen musste. Obwohl ich nicht mehr konnte, machte ich weiter. Ich wollte endlich unabhängig sein und mir eine erfolgreiche und glückliche Zukunft aufbauen. Also bewarb ich mich für einen zweiten Studiengang. Ungefähr zu dieser Zeit schwoll mein Hals an, und der Keuchhusten begann. Der Krebs war da, und mir blieb nichts anderes übrig, als wieder bei meinen Eltern einzuziehen.

Nachdem ich mein Leben reflektierte, verstand ich den Zusammenhang zwischen meiner Vergangenheit und der Krebserkrankung. Nun wusste ich, an welcher Stelle zu arbeiten war. Würde meine Seele gesunden, würde mein Körper nachziehen. Ich war fest entschlossen, alles dafür zu tun, im Inneren zu heilen, mich von all dem seelischen Ballast zu befreien und wieder vollkommen gesund zu werden. Herrn Marics wöchentliche Behandlungen würden die Grundlage für diesen Prozess bieten. Die Energie setzt an der Seele an, befreit sie. Somit packt man das Problem genau an der Wurzel. So schien ich eine reale Chance zu haben, den ganzen negativen Prognosen zum Trotz wieder gesund zu werden.

Schon nach ein bis zwei Monaten waren die ersten Ergebnisse sichtbar. Auffällig war, dass ich nun deutlich mehr Farbe im Gesicht hatte, mein ganzer Körper schien besser durchblutet zu sein. Ebenfalls war eine leichte Verbesserung der Blutwerte zu beobachten. Das Gehen war weniger anstrengend, und mein Körper fühlte sich kräftiger und beweglicher an. Auch die Psyche schien auf die Heilenergie zu reagieren. Meine Laune verbesserte sich ein wenig, negative Gedankenmuster waren weniger präsent. Körper, Geist und Seele bauten sich allmählich auf. Meine Hoffnung, zu überleben, wuchs mit jeder Woche.

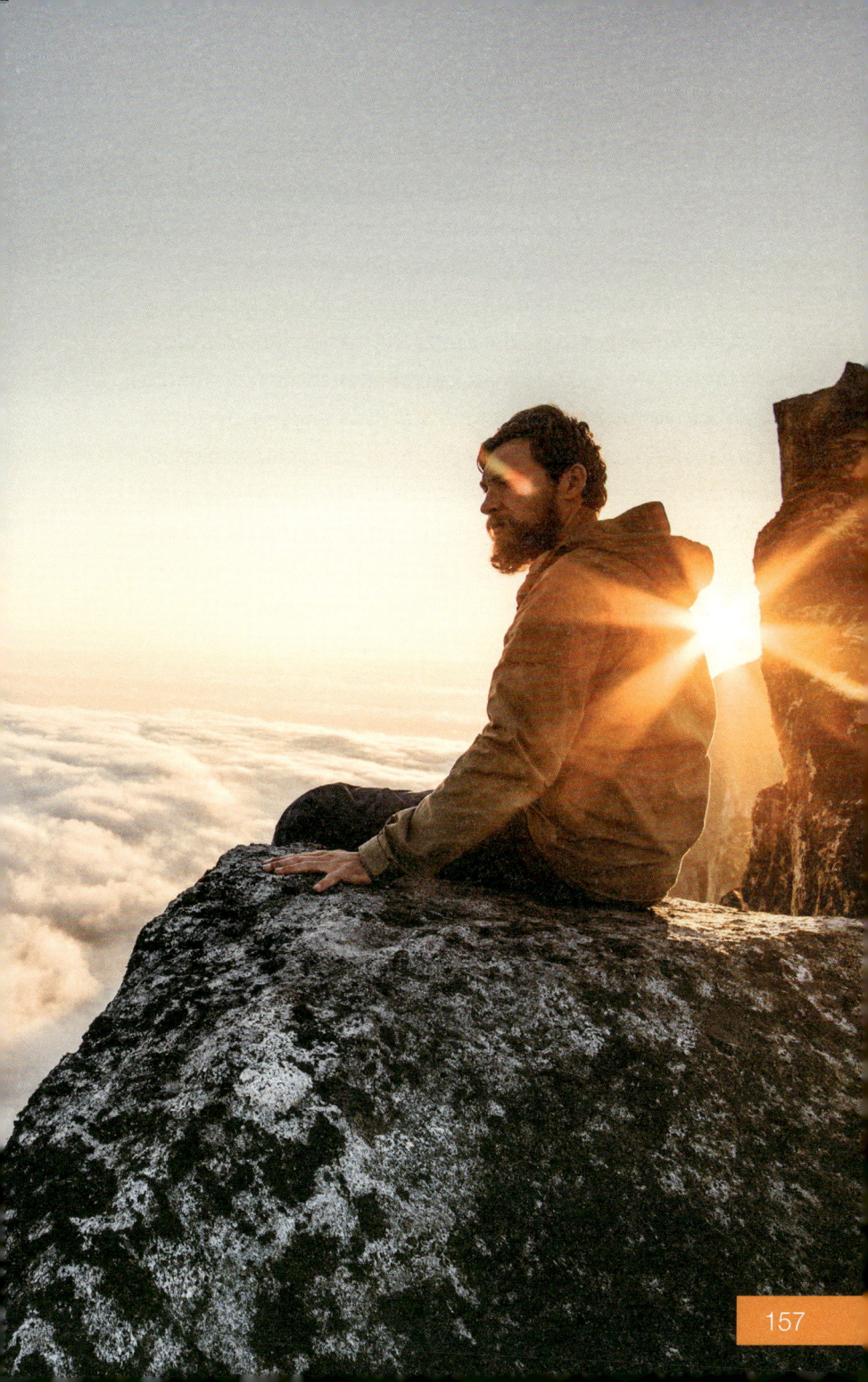

Es lief wirklich gut. Langsam gewöhnte ich mich an die Energie, sodass ich nach den Behandlungen weniger erschöpft war. Nach vier Monaten steigerte ich die Behandlungszeit von zwei auf vier Stunden in der Woche. Die doppelte Menge Energie war deutlich zu spüren. Die Fortschritte kamen jetzt umso schneller. So schien es mir unwahrscheinlich, dass der Krebs überhandnehmen würde. Ich fühlte mich sicher. Sechs Monate nach der ersten Behandlung bei Herrn Maric verursachte das immunstabilisierende Medikament der Palliativbehandlung Nebenwirkungen, die nicht zu tolerieren waren, sodass es abgesetzt wurde und ich von nun an nur von den energetischen Behandlungen abhängig war. Immer wieder hielt ich Rücksprache mit Herrn Maric. Er meinte, es würden immer mehr Blockaden gelöst werden, sodass die Lebensenergie in meinem Körper immer freier fließen könne und es meinem ganzen System, Körper, Geist und Seele, möglich sei, sich zu regenerieren. Zu dieser Zeit fühlte ich mich endlich sicher und kräftig genug, das Korsett, das meinen Rücken bisher gestützt hatte, abzulegen.

Ich wollte mein Schicksal nicht Herrn Maric allein überlassen. Mich zu Hause auf die faule Haut zu legen und die Zeit bis zum nächsten Termin abzuwarten, war keine Option für mich. Ich versuchte, wirklich alles dafür zu tun, dem Tod zu entrinnen. Ich begann, meine gewohnten Verhaltensmuster zu hinterfragen. Es war offensichtlich – bisher hatte ich einen eher destruktiven Lebensstil gepflegt. Viele meiner alltäglichen Gewohnheiten waren wenig hilfreich, um gesund zu werden. Mir war klar, dass dies nicht so bleiben konnte, also machte ich mich an die Arbeit. Glücklicherweise hatte ich den Cannabiskonsum schon mehrere Monate zuvor aufgegeben. Ich begann, meine Ernährung umzustellen, änderte meinen Schlafrhythmus und ging negativen Dingen so weit wie möglich aus dem Weg. Dazu gehörten auch ein kontrollierter Medienkonsum und die Verkleinerung des Freundeskreises.

Durch die neuen Lebensgewohnheiten hatte ich plötzlich viel mehr Zeit und Energie für Wichtigeres. Nun beschäftigte ich mich fast ausschließlich mit Dingen, die mir guttaten. Folglich war ich in viel besserer geistiger Verfassung, was meine Genesung zusätzlich unterstützte. Ich befand mich viel in der Natur. Wenn es warm genug war, verbrachte ich viele Stunden im Wald, teilweise den ganzen Tag. So passierte es, dass ich aus gewohnten Strukturen ausbrach und mich von festgefahrenen Gedankenmustern befreite. Subtile, doch ständig präsente Kontrollmechanismen des Verstandes, die einen oft im Alltag begleiten, verschwanden irgendwann aus meinem Bewusstsein. Zu Hause hatte ich oft im Hinterkopf, dass mich jeden Moment mein Onkologe anrufen könnte. Dies hatte zur Folge, dass mich ständig eine unterschwellige Alarmbereitschaft begleitete. Im Wald konnte ich mich davon befreien. Dort betete ich, praktizierte Qigong, erkundete die Gegend und ließ die Natur auf mich wirken. Wurde es dunkel, war dies das Zeichen für mich, nach Hause zu gehen. In der Natur begann ich, mich wieder an meinem Leben zu erfreuen. Ebenfalls schöpfte ich dort Kraft und Mut, um weiterhin an mir zu arbeiten und meinen Weg zu gehen.

Doch ich hatte auch schwierige Tage, an denen ich sehr mit mir zu kämpfen hatte. Oft geschah es, dass meine Zuversicht für Tage, manchmal für Wochen einfach verschwand. In solchen Phasen war ich durch sehr negative Gedanken und Emotionen bestimmt.

Ständig schlecht gelaunt, wütend und traurig zugleich, versuchte ich, mich aus diesem Tief zu befreien. Erfolglos. Verzweiflung folgte. Mir ging es umso schlechter. Teilweise so schlecht, dass ich an meinem Vorhaben, gesund zu werden, stark zweifelte und sogar mit dem Gedanken spielte, es einfach zu beenden. Ich sah kein Licht am Ende des Tunnels. Das tägliche Beten brachte mir keinerlei Inspiration und kam mir vor, als wäre es wirkungslos. Ich fühlte mich von der Welt getrennt und von Gott verlassen. So ging es weiter, bis ich irgendwann einen Zustand erreichte, der nicht mehr auszuhalten war. Darauf folgte meist eine extreme emotionale Reaktion. Häufig bekam ich einen Wutanfall und brach anschließend in Tränen aus. Jedes Mal, wenn so etwas passierte, spürte ich, wie Blockaden aufbrachen und ich von ein paar der unzähligen, über Jahrzehnte angesammelten Emotionen befreit wurde. In solchen Momenten gab ich mir Mühe, wirklich alles rauszulassen. Danach fühlte ich mich viel besser. Es war, als hätte ich viel Arbeit an mir geleistet und wäre auf meinem Weg der Genesung ein gutes Stück vorangekommen. Meine Hoffnung war wieder da, und ich war erneut motiviert, weiterzumachen. Auch das Beten fühlte sich wieder gut an. Tage nach solchen emotionalen Ausbrüchen bemerkte ich gewöhnlich einen großen Sprung nach vorn. Meine geistige und körperliche Verfassung verbesserten sich. Solche emotional schwierigen Phasen begannen meist wenige Tage nach einem Besuch bei Herrn Maric. Er erklärte mir, dass dies dadurch geschehe, dass die Energie, die er gibt, Blockaden aufbreche. Es würden unverarbeitete seelische Wunden angerührt werden. Man werde daraufhin mit den jeweiligen unterdrückten Emotionen konfrontiert, die nun an die Oberfläche kämen. Er fügte hinzu, dass die Intensität der Gefühle sich steigere, bis es zu einer starken emotionalen Reaktion käme, durch die dieses Trauma letztlich vollends aus einem gelöscht werde. Herr Maric versicherte mir, dass solche Reaktionen wünschenswert seien. In solchen Phasen solle ich trotz der negativen emotionalen Verfassung einfach weitermachen. Je entschlossener ich in solchen Momenten weiterhin am mir arbeite, desto erfolgreicher würden Blockaden gelöst werden. In der Zeit solle ich auf keinen Fall in alte Verhaltensmuster zurückfallen und mich von Süchten und Versuchungen verleiten lassen.

Diese schwierigen Phasen haben mich oft heimgesucht. Es war ein Kampf mit mir selbst. Oft war ich zu schwach und konnte die Emotionen nicht aushalten, aß jede Menge Süßigkeiten und Fast Food, beschäftigte mich ständig mit dem Smartphone, spielte Spiele oder schaute stundenlang fern … Danach war ich total von mir enttäuscht und ärgerte mich sehr. Ich wusste, dass ich mir damit keinen Gefallen getan hatte und eine Chance verpasste, einen weiteren Schritt in Richtung Genesung zu machen. Vor allem am Anfang passierte mir das öfter. Doch mit jedem Mal hatte ich mehr Willenskraft, und es fiel mir leichter, den Versuchungen zu entsagen. Bald war es so, dass ich fast jedes Mal stark blieb. Diese Phasen waren immer aufs Neue furchtbar, doch ich wusste, mich immer besser zu beherrschen. Der Lohn dafür, das überstanden zu haben, fiel stets großzügig aus. Ich fühlte mich sehr gut, und meine Zuversicht war wieder da. Danach wusste ich: »Besserung wird eintreten!« Egal, wie schlimm es war, im Nachhinein hat es sich immer gelohnt.

Alle vier Monate ging ich zum MRT. Meist blieb die Tumorlast gleich. Teilweise war sie abnehmend, jedoch minimal. Der Krebs war zwar nicht gewachsen, doch schien er auch nicht zurückzugehen. Stillstand. Und das, obwohl ich mich Woche für Woche besser fühlte. Diese Tatsache verunsicherte mich. Dennoch begann ich, entschlossener an mir zu arbeiten. Je mehr ich mich um mein Wohlergehen kümmerte, desto mehr färbte das auf andere Lebensbereiche ab. So begann ich, Wert auf ein aufgeräumtes Zimmer zu legen, was ich früher für absolut überflüssig hielt. Ebenso hatte ich eine bessere Übersicht über meine Finanzen, Versicherungen usw. Die innere Ordnung, die mein Geist im Zuge der Genesung erfuhr, übertrug sich auf das Äußere. Ich lernte, Verantwortung für mich und mein Leben zu übernehmen.

Mein Wohlergehen verbesserte sich weiterhin, doch die Bildgebung zeigte keinerlei Veränderung. Dann endlich, es war fast ein Jahr vergangen, war auf dem aktuellen MRT ein deutlicher Tumorrückgang zu erkennen. Es sei noch eine kleinere Stelle erkennbar, doch man könne nicht sagen, ob dies Tumormasse oder bloß vernarbtes Gewebe sei, meinte mein Onkologe. Am gleichen Tag wurden die Ergebnisse einer Knochendichtemessung besprochen. Mir wurde mitgeteilt, es bestehe keine Bruchgefahr für meine Wirbel, die Dichte meiner Knochen habe sich deutlich verbessert.

< Ausblick >

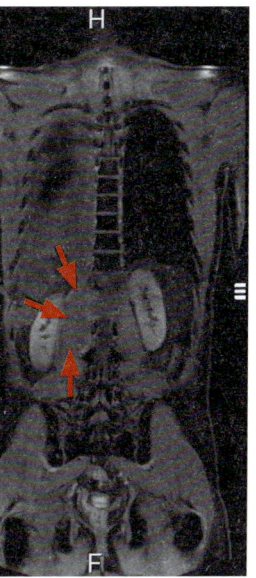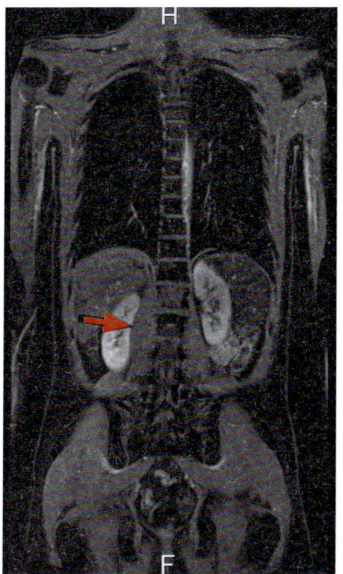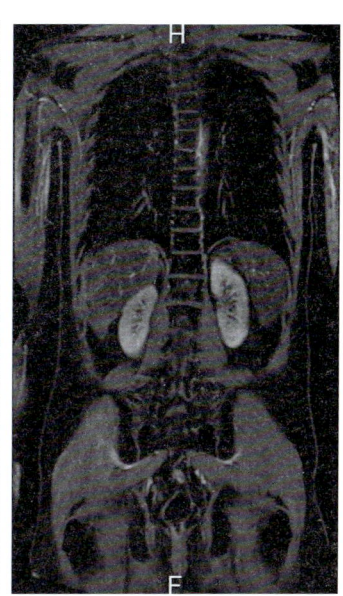

MRT-Aufnahmen vom Psoasmuskel vor 2 Jahren und 8 Monaten, vor 2 Jahren und 2 Monaten und heute

Ich wusste, ich hatte es geschafft. Der Krebs war besiegt. Endlich. Die Freude war groß, jedoch war diese Nachricht keine Überraschung für mich. Die letzten Jahre spürte ich die Heilung langsam kommen. Als sich mein Zustand zunehmend besserte, schenkte ich den Ergebnissen der Bilder und den Meinungen der Ärzte immer weniger Beachtung. Die Signale meines Körpers und mein Gefühl waren das, woran ich mich immer mehr orientierte. So emanzipierte ich mich allmählich von den niederschmetternden Prognosen der Schulmedizin – und siehe da, nach vielen anstrengenden Monaten ist das Unmögliche, die Heilung, wirklich eingetreten.
Es ist tatsächlich passiert! Ich wurde vom Krebs geheilt!

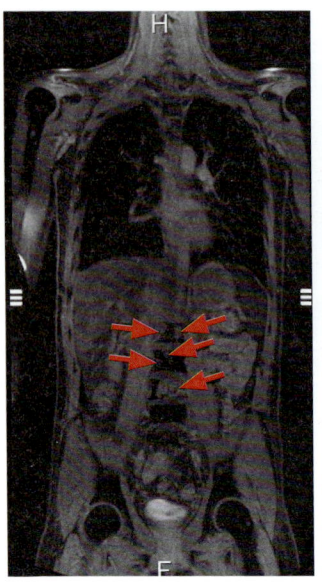 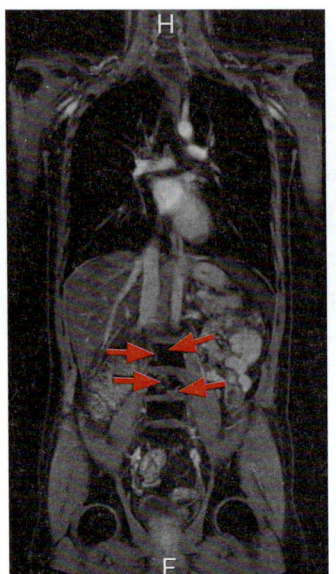 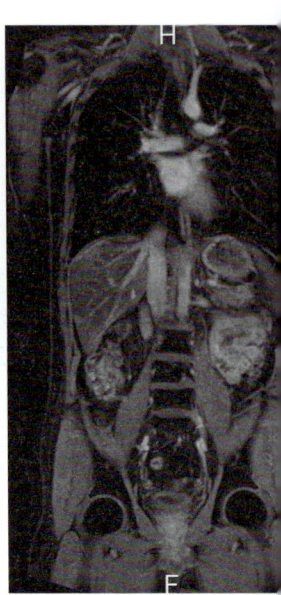

MRT-Aufnahmen von der Wirbelsäule vor 2 Jahren und 8 Monaten, vor 2 Jahren und 2 Monaten und heute

Jetzt, da ich diesen Bericht schreibe, kann ich es selbst kaum fassen, was für ein großes Wunder mir widerfahren ist. Keine drei Jahre ist es her, dass ich im Sterben lag. Meine Beine halb gelähmt, der Körper voller Tumore, die sich Stück für Stück ausbreiteten, schien mir das Ende meines Lebens bevorzustehen. Heute, zwar noch nicht komplett gesund, aber mit nur wenigen kleineren Beschwerden beschäftigt, ist es mir möglich, ein normales Leben zu führen. Es gibt nur wenig, was mir noch verwehrt bleibt. Intensiver Sport und, schwere Gewichte zu heben, wäre noch zu viel. Jeden Tag acht Stunden in der Arbeit zu verbringen, wären ebenfalls eine zu große Belastung. Ich brauche noch etwas Zeit, um mich zu sammeln und vollends zu heilen. Sodass ich bald nicht mehr auf die Besuche bei Herrn Maric angewiesen bin und

< Ausblick >

einen gewöhnlichen Alltag mit allem, was dazugehört, stemmen kann.

Der Tag wird kommen, an dem ich diese Vergangenheit und Krankheit restlos von mir abschütteln werde. Jegliche Träume und Ziele scheinen greifbar, denn nach so einem Triumph, wie ich ihn heute feiere, scheint jede Hürde überwindbar zu sein. Glücklich mit dem Jetzt und optimistisch in die Zukunft blickend, bin ich gespannt, was das Leben noch bringt. Zweifel und Ängste vor dem, was kommen mag, habe ich kaum. Es ist, als hätte ich das Schlimmste überstanden und wäre nun reifer und kräftiger aus dem Kampf gekommen. So, als sei ich für alles Weitere gewappnet.

Herr Maric legte das Fundament für den Aufstieg. Es war, als habe er mir seine Hand gereicht und mich aus diesem tiefen Loch gezogen. Seine Behandlungen waren der essenzielle Teil meiner Genesung. Diese göttliche Energie war es, die meinem Körper Woche für Woche den nötigen Impuls gab. Sie erhellte meinen Geist und befreite meine Seele. Heilung geschah allmählich, doch stetig, und passiert weiterhin. Mittlerweile, nach fast drei Jahren, zähle ich mich zu den Gesunden.

Eine, allem Anschein nach, zufällige Verkettung von Ereignissen scheint verantwortlich für meinen ersten Besuch bei Herrn Maric gewesen zu sein. Doch genauer betrachtet, wirkt es wie eine Art Prüfung, gestellt von einer höheren Macht, der ich unterzogen wurde, um zu schauen, ob ich einer zweiten Chance würdig war.

Die letzten Jahre waren hart und schmerzhaft, doch ich habe sie überstanden. Im Nachhinein bin ich dankbar für diese Erfahrung. Ich bin daran gewachsen, habe von Gott erfahren und blicke in eine bessere Zukunft. Vor allem danke ich für den Glauben und für das zweite Leben, das ich nun habe. Ohne Gott und Herrn Maric würde ich jetzt nicht hier sitzen. Beide waren es, die mich durch diese schwierige Zeit brachten und mir dieses Wunder bescherten.

Vielen Dank!

Erfahrungsbericht von U. C.

Demut – die Bedeutung dieses Wortes wurde mir bewusst, als ich Herrn Maric anlässlich eines Vortrages kennenlernte. Diese Tugend ist ihm zu eigen, und dadurch ist er in der Lage, uns die universelle Heilenergie zur Verfügung zu stellen. Nachdem ich diese Erfahrung während seines Vortrags machte, begann ich mit Heilsitzungen in seiner Praxis sowie Fernheilungen. Oftmals kam es während der Behandlungen zu Reaktionen, auch Regelungen genannt. Diese äußerten sich bei mir auf verschiedene Weise, z. B. durch Schreien, Husten, Zittern, sonstige Bewegungen, Lachen, Weinen, Schlafen. Ein Außenstehender könnte zunächst denken, dass diese teilweise sehr unangenehm seien, aber für mich fühlten sie sich sehr befreiend an, als ob ich aus einem zentnerschwer beladenen Rucksack Stein für Stein herausnehmen würde und es für mich dadurch leichter wird. Die »Mauern«, die ich um mich herum gebaut hatte, z. B. durch Ängste, die Erziehung, Traumatisierungen in frühester

Kindheit, einschränkende Glaubenssätze und Muster, Altlasten aus früheren Leben usw., habe ich nach und nach niedergerissen. Je mehr Steine zu Fall kamen, desto freier wurde ich. Hierdurch habe ich eine innere Ruhe kennengelernt, die mir vorher unbekannt gewesen war. Auch krankheitsbedingte Symptome traten bei mir auf, die dann jedoch in die endgültige Heilung übergingen. Ich empfinde es so, dass bei der Heilmethode von Herrn Maric wie bei einer Rohrreinigung der innere Dreck, der sich angesammelt hat, gelöst und herausgespült wird. Hierdurch wird verhindert, dass sich dieser Dreck irgendwo anders wieder ablegt, wo er irgendwann wieder störend in Erscheinung treten könnte. Das heißt, der Dreck kommt heraus, ist damit durch die Regelung in Erscheinung getreten, aber geht anschließend auch.

Je nach Art und Umfang der Blockade ging es bei mir unterschiedlich intensiv und schnell mit der Loslösung voran. Für mich sehr angenehm und hilfreich bei seiner Methode ist, dass sie wortlos erfolgt. Da ich oftmals unwissend bin, was da gerade herausgespült wird, verhindert dies, dass der Verstand etwas wieder manifestieren könnte. Dieser innerliche Dreck wurde bei mir im Außen gespiegelt. Demzufolge trug ich eine Maske, spielte eine Rolle, die zu meinem damaligen Zustand im Inneren passte. Auch diesbezüglich hat sich bei mir einiges verändert. So gab es z. B. in einer Heilsitzung eine Klärung zum Thema Beruf in mir. Die sich hieraus ergebenden Konsequenzen konnte ich mit innerer Ruhe, Gelassenheit und Souveränität umsetzen.

Meine Lebensqualität hat sich sehr zum Positiven verändert. Meine Seelenaspekte entfalten sich und mein Bewusstsein erweitert sich zunehmend. Ich vernehme nunmehr deutlicher die Sprache meines Herzens, und der Verstand darf sich in den Bereich zurückziehen, für den ich ihn wirklich brauche. Frühere Ängste, Sorgen, Zweifel etc. haben sich stark reduziert, und stattdessen wachsen das Vertrauen in den Fluss des Lebens, die Dankbarkeit, die Klarheit, der innere Frieden, die Lebensfreude und die Liebe zu allem, was ist. Für mich fühlt es sich so an, als ob ich mich durch die Behandlungen bei Herrn Maric innerlich reinige und so werde, wie ich in Wahrheit bin. Dafür bin ich Herrn Maric sehr dankbar.

Leserbrief von Hoa N.

Vor längerer Zeit besuchte ich die Messe »Schirner Tage« in Darmstadt, wo Rade Maric einen Stand hatte. Nach einem kurzen Gespräch fragte ich ihn, ob er sehe, welche Beschwerden ich hätte. Ich war sehr überrascht, als er mir exakt die richtige Antwort gab. Ich war so angetan von Herrn Maric, dass ich mich im Anschluss einige Male auf den Weg in seine Praxis machte und mich dort behandeln ließ. Ich litt unter Tinnitus. Während der Behandlung spürte ich den Energiefluss, den er mir zuführte, und fühlte mich jedes Mal danach sehr wohl. Mein Tinnitus ist seitdem verschwunden.

Vor Kurzem hatte ich starke Zahnschmerzen mit Fieber, und ich fühlte mich zugleich bedrückt. Ich erinnerte mich an Herrn Maric und bat ihn um eine Fernbehandlung. Sehr schnell bemerkte ich das Vibrieren in meinem linken Arm und Bizeps sowie an den Händen und Füßen. Die Schmerzen und die angeschwollene Stelle am Zahn verschwanden, und ich fing einfach an zu weinen, obwohl ich eher der Typ bin, der vieles unterdrückt. Ich war überglücklich und bin sehr dankbar. Ich schätze an Herrn Maric besonders, dass er sehr authentisch und nett ist. Ich fühle mich bei ihm sehr gut aufgehoben und habe sehr viel Vertrauen zu ihm. Ich bin dankbar, dass er da ist und die Menschen ohne Anwendung von Medikamenten behandelt. Die Heilwirkung ist sehr überzeugend.

Leserbrief von Margit H.

Ich habe Rade Maric vor 8 Jahren über einen befreundeten Arzt kennengelernt. Seitdem war ich immer wieder bei Herrn Maric in Behandlung. Ich hatte keine körperlichen Probleme, sondern ging zu ihm, wenn ich merkte, dass es mir psychisch nicht so gut ging, oder wenn ich das Gefühl hatte, kurz vor einem Burn-out zu stehen. Schon auf dem Weg in seine Praxis fing ich jedes Mal an, zu weinen, ohne zu verstehen, warum. Ich konnte mich nicht gegen diesen Tränenfluss wehren. Meine Tränen versiegten auch nicht während seiner Behandlung, sondern erst danach. Bei den Heilsitzungen selbst spürte ich jedes Mal die Übertragung der Energie als Wärme, die durch meinen Körper floss. Extreme Müdigkeit, tiefe Traurigkeit, die plötzlich hochkam, sowie bildliche Erinnerungen aus unterschiedlichen Lebensabschnitten begleiteten die Behandlungen ebenso wie das Wahrnehmen von verschiedenen Farben. Nach der Behandlung hatte ich jedoch immer das Gefühl, dass es mir besser ging – ich war stabiler und empfand eine große Gelassenheit. Lieber Rade, ich möchte dir von Herzen Danke sagen für deine Hilfe, die ich über viele Jahre hinweg immer wieder erfahren habe. Deine Bescheidenheit und Demut sowie deine Gabe, zu heilen, machen dich zu einem ganz besonderen Menschen.

Leserbrief von Mag. pharm. Ingeborg Rehak

Jahrzehntelange massive Menstruationsschmerzen konnte Rade Maric bei mir heilen. Außerdem meine Knieschmerzen, aber auch große Trauer, die ich durch mehrere Todesfälle in der Familie innerhalb weniger Monate durchlebte. Ich habe mehr Kraft und Lebenslust und bin mehr in mir selbst angekommen. Sogar in meinem Gesicht sehe ich Veränderungen, es ist weicher, freier und offener geworden.

14 Jahre lang führte ich ein spirituelles Zentrum und habe viele Veranstaltungen mit tollen Heilern organisiert und auch selbst daran teilgenommen. Die Kraft und Power von Rade Maric ist für mich einzigartig und faszinierend. Ich mag besonders seinen bodenständigen Ansatz, da ich als Pharmazeutin aus der Naturwissenschaft komme und jetzt als Medium mit Energien arbeite. Das Stoffliche und das Feinstoffliche zu verbinden, halte ich für sehr wichtig.

< Ausblick >

Erstaunliche Ergebnisse wie diese sind in meiner Praxis an der Tagesordnung. Ich möchte allerdings noch einmal betonen, dass es nicht meine Energie ist, die da wirkt, sondern vielmehr die »urgöttliche Kraft«, die durch das Gebet durch mich fließt und die Selbstheilungskräfte in Körper, Seele und Geist aktiviert. Die Besonderheit meiner Heilmethode ist ihre positive Heilwirkung sowohl auf körperliche als auch auf psychische Beschwerden, die häufig die Ursache von Problemen sind. Den Menschen sehe ich als ganzheitliches, komplexes Energiesystem. Nur wenn Körper, Geist und Seele im Einklang sind, kann endlich innerer Frieden in das Herz jedes Einzelnen einkehren.

Nachwort

Abschließend kann man sagen, dass alle hier erwähnten Methoden ihre Berechtigung haben im großen Gefüge von allem, was ist, und sie sich teilweise auch überschneiden, ergänzen und sogar durchdringen.

Allen gemeinsam ist, dass sie auf geistiger Ebene arbeiten und ihre Wirkweise noch nicht schlüssig wissenschaftlich erklärt werden kann. Vielleicht gelingt dies erst, wenn allgemein anerkannt wird, dass der Mensch primär ein geistiges Wesen ist, das in der Materie Erfahrungen macht, und nicht umgekehrt.

Meine Methode wurde mittlerweile sogar in Medizinerkreisen aufgenommen. Ich wurde wiederholt zu den internationalen Tagen für Ganzheitsmedizin (IGMEDT) in Wien eingeladen, auf denen hauptsächlich renommierte Ärzte verschiedenster Fachdisziplinen zu aktuellen Erkenntnissen beispielsweise aus den Bereichen der Krebstherapie, der konservativen Wirbelsäulentherapie, des Säure-Basen-Haushalts, der innovativen Lasertherapie, der Resonanzhomöopathie sowie der Quantenphysik referieren. Die von Prof. Köstler jährlich organisierten Kongresstage sind bekannt dafür, den Teilnehmern in kurzer Zeit ein Maximum an Information aus den verschiedenen Bereichen der Medizin zu bieten. Experten verschiedener Länder tauschen sich zu aktuellen medizinischen Themen

< Nachwort >

aus. Das erklärte Ziel der Tage ist es, zum Nutzen der Patienten eine rasche Umsetzung der Ergebnisse im Praxisalltag zu erzielen.

Vielleicht werden sich eines Tages Wissenschaft und Religion nicht mehr konträr gegenüberstehen. Es wird erkannt werden, dass jeder Mensch ein Teil der allumfassenden Energie ist, die man »das Leben« oder auch »Gott« nennen kann, und dass jeder Mensch durch die Kraft seiner Gedanken schöpferisch zu seinem Wohl und dem seines Umfeldes wirken kann. Manche wissenschaftlichen Disziplinen arbeiten und forschen bereits in diese Richtung.

Von ganzem Herzen wünsche ich Ihnen, liebe Leserin und lieber Leser, dass Sie auf Ihrem Weg Ihre Heilung und Ihre Befreiung finden und dass Ihre Seele in diesem Leben ihren Frieden findet.

Jeder möge in diesem Leben und auf Erden sein Glück und seine Zufriedenheit erfahren und auch zu seinem wahren Ich finden.

Über den Autor

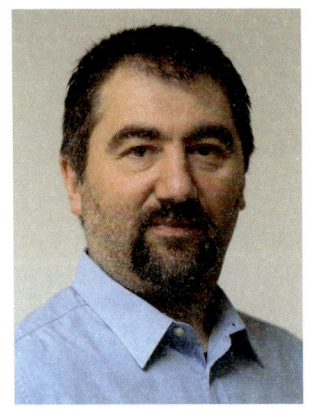

Rade Maric arbeitet seit 2004 in seinem Gesundheitszentrum in Fellbach nahe Stuttgart. Bereits in frühester Kindheit entdeckte er seine Gabe des Hellsehens und Hellfühlens. Seine Betätigungsfelder sind das Heilen durch Handauflegen und die parapsychologische Beratung. Seit vielen Jahren arbeitet Rade Maric mit Vertretern der Schulmedizin und klassischer Therapiemethoden zusammen und ist ein gern gesehener Referent auf ärztlich-medizinischen Kongressen. Regelmäßig veranstaltet er Vortrags- und Heilabende im deutschsprachigen Raum und ist auf zahlreichen Messen vertreten.

www.rademaric.info

Bildnachweis

S. 9, 17, 35, 53, 64, 83, 163, 164 © Rade Maric
S. 28, 134, 174 © Robert Stadler

Bilder von der Bilddatenbank www.shutterstock.com
S. 21 #1408982987 (© Redvetal), S. 43 #334942148 (© Halfpoint),
S. 73 #371021150 (© Photosani), S. 102 #330221405 (© Kitja Kitja),
S. 111 #1185179290 (© fizkes), S. 117 #410411326 (© Antonio Guillem),
S. 123 #664626880 (© Liderina), S. 141 #518591641 (© PK Studio),
S. 157 #1198056712 (© everst)

Danke für deine REZENSION
– Gemeinsam sind wir mehr –

Liebe Leserin, lieber Leser,
von Herzen danken wir dir, dass du dieses Buch in den Händen hältst und es bis zum Ende gelesen hast. Das bedeutet uns, dem Schirner Verlag und seinen Autoren, sehr viel. Aus voller Überzeugung und mit Hingabe widmen wir uns seit vielen Jahren Themen, die unser aller Lebensqualität und Bewusstwerdung dienlich sind, und hoffen, einen Beitrag für eine lichtvollere Welt leisten zu können. Wenn dir unsere Arbeit gefällt, möchten wir dich bitten, dir einige Minuten Zeit zu nehmen, um dieses Buch zu rezensieren. Warum? Die meisten Menschen lesen Rezensionen, bevor sie ein Buch kaufen, da sie hierdurch einen Eindruck bekommen, ob und wie der Inhalt des Buches den Leser erreicht hat. Eine kurze Rezension ist dabei ebenso hilfreich wie eine lange, sehr ausführliche. Um es auf den Punkt zu bringen:

Eine Rezension ist heutzutage die beste Werbung für ein Autorenwerk!

Wenn du den Schirner Verlag und seine Autoren neben dem Buchkauf auch anderweitig unterstützen willst, dann bitten wir dich: Schreibe für jedes Werk eine Rezension – vielleicht als persönliche Leseempfehlung für die Buchhandlung in deiner Nähe oder online, z. B. beim Schirner Verlag. Das wäre nicht nur eine Wertschätzung für die Autoren, sondern kann dazu beitragen, dass die Verkaufszahlen steigen und der Schirner Verlag auch in herausfordernden Zeiten Bestand hat.

WIE SCHREIBT MAN EINE REZENSION?
Grundsätzlich sollte eine Rezension aus der eigenen, subjektiven Sicht geschrieben werden, da es sich um eine persönliche Meinung handelt. Du kannst in zwei Sätzen deine Gedanken zu dem Buch äußern oder eine längere Rezension verfassen. Falls du nicht weißt, wie du beginnen sollst, hier ein paar Anregungen:

- War das Buch leicht verständlich geschrieben? Wie hat dir die Sprache gefallen? Wie empfandest du die Aufteilung der verschiedenen Themen?
- War es unterhaltsam? War es deiner Meinung nach mit Herzblut und Liebe geschrieben? Wie hat es auf dich gewirkt?
- Hat es dein Herz berührt? Konntest du dich wiederfinden?
- War es tief greifend genug? Hast du viel Neues gelernt?
- Hat es gehalten, was der Titel und die Buchbeschreibung versprochen haben? Hat es deine Erwartungen erfüllt?
- Was macht das Buch besonders? Warum sticht es heraus im Vergleich zu anderen Büchern, die ein ähnliches Thema behandeln?
- Würdest du das Buch weiterempfehlen oder verschenken?

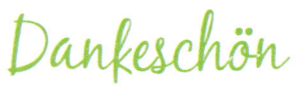

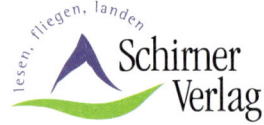